Prof. Dr. Michael Hamm

Biostoffe für den Darm:
Pre- und Probiotika

Die Darmtätigkeit anregen
Unerwünschte Bakterien bekämpfen
Abwehrkräfte stärken

Mosaik

INHALT

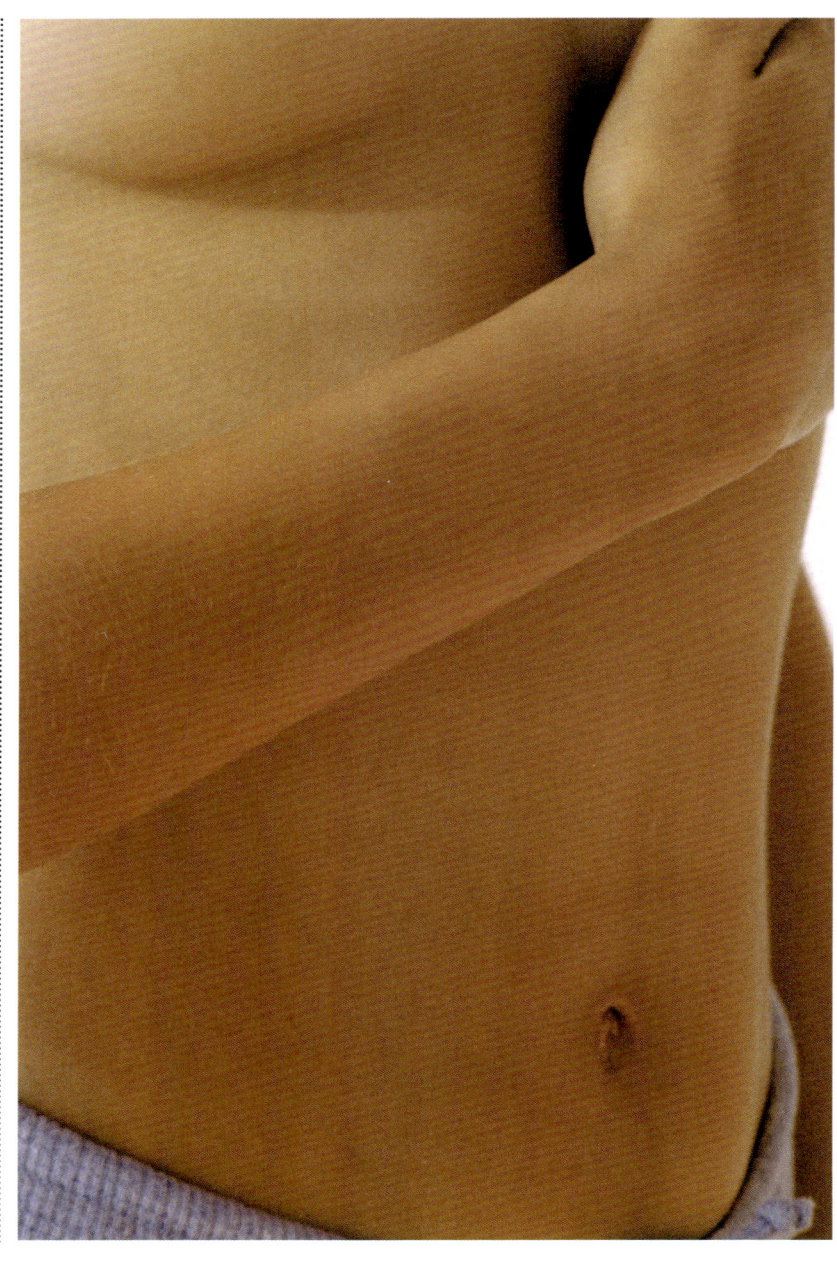

Der Darm – Schlüssel zur Gesundheit

Trotz des uralten Wissens um die Bedeutung des Darms für Gesundheit und Wohlbefinden, wurden dessen lebenswichtige Funktionen lange Zeit verkannt. Heute ist das faszinierende Ökosystem im Darmtrakt wieder Forschungsgegenstand. Wie stark das ehemalige Tabuthema Darmgesundheit auch in der breiten Öffentlichkeit im Trend liegt, zeigt das große Interesse an pre- und probiotischen Lebensmitteln.

Von der Erfahrungsheilkunde zur modernen Ernährungswissenschaft

»Der Schlüssel zur Gesundheit liegt im Darm.« Diese Kernaussage des finnischen Wissenschaftlers und Ernährungsreformers Aare Waerland (1876–1955) ist aktueller denn je. Seine Lehre ging davon aus, dass im menschlichen Dickdarm nützliche Gärungsbazillen und schädliche Fäulnisbazillen vorhanden sind. Die Fäulnisbakterien werden durch tierische (eiweißreiche) Nahrungsmittel begünstigt, die Gärungsbazillen durch Pflanzenkost.

In der Tradition der Ärzte, Lebensreformer und Ernährungsforscher, die sich mit der Gesundung des Menschen vom Darm her beschäftigten, müssen weitere Namen genannt werden,

Das aktuelle Interesse daran, welche Rolle dem Darm für die Gesundheit zukommt, steht in der Tradition der Volksmedizin

6

Gesundheit und Schönheit von innen

Die Furcht vor einer bakteriellen Fehlbesiedlung des Darms und einer »Selbstvergiftung aus dem Darm« gipfelt in der Feststellung des Volksmunds: »Der Tod sitzt im Darm.« Diesem Spruch kann man ein in seiner Deutlichkeit kaum zu übertreffendes Zitat von Franz Xaver Mayr hinzufügen: »Die Gifte im Darm sind es nachweisbar, die den Menschen krank, vorzeitig alt und hässlich machen!« Solch drastische und extensive Auslegung der an sich unbestrittenen Tatsache, dass eine gesunde Verdauung Grundlage für Gesundheit, Wohlbefinden und Schönheit von innen ist, nährt auch das aktuelle Interesse an Entschlackungs-, Entgiftungs- und Darmsanierungsmaßnahmen.

»Wurzel der Pflanze Mensch« – mit diesem Bild umriss Franz Xaver Mayr die Bedeutung des Verdauungstrakts

allen voran der Wiener Arzt Dr. Franz Xaver Mayr (1875–1965), der Begründer der nach ihm benannten Kur zur Darmsanierung, und der Schweizer Arzt und Frischkost-Propagandist Dr. Max Bircher-Benner (1867–1939) ebenso wie der Hygieniker Prof. Werner Kollath, der 1942 mit seinem Buch »Die Ordnung unserer Nahrung« den Grundstein für die Vollwerternährung legte. Auch bei den Fastenärzten und den Befürwortern der Trennkost spielt die Wechselbeziehung zwischen gesunden Verdauungsorganen – der so genannten physiologischen Darmflora – und der Gesundheit des Menschen eine wichtige Rolle.

Der Darm braucht »Ordnung und Mäßigung«

Es ist höchste Zeit, dass wir uns auf diese alten Weisheiten, die für ein optimales Magen-Darm-Wohlbefinden unerlässlich sind, zurückbesinnen. Denn trotz besseren Wissens isst und lebt der

Wohlstandsesser immer noch nicht im Einklang mit seinen Eingeweiden. Anstatt sich zum richtigen Essen zu erziehen, greift der von Fehlernährung, Völlerei und Hektik geplagte und geschädigte Mensch millionenfach zu allen möglichen Abführ- und Magenmitteln. Schon Max Bircher-Benner wies darauf hin, dass alles »Zuviel« die Vitalität von Körper und Geist beeinträchtige. Schließlich spielen auch Regelmäßigkeit und die Bedingungen, unter denen die Mahlzeiten eingenommen werden, eine ausschlaggebende Rolle. Erfreulich ist, dass die moderne Ernährungswissenschaft auch diese »Psychologie des Essens« mit einbezieht, wenn sie etwa die Bedeutung des sinnlichen Essgenusses für das optimale Funktionieren der empfindlichen Verdauungsorgane herausstellt.

Der Verdauungsapparat ist mit einem empfindlichen Instrument vergleichbar, das durch Ärger, Stress oder gar Streit bei Tisch schnell verstimmt ist

Schonen oder aktivieren

Was wir essen oder besser nicht essen sollten, darüber gehen die Meinungen allerdings auseinander. Wer der Frage nachgeht, wie er seinen Verdauungsapparat in Ordnung bringen kann, stößt in der Praxis sogar auf gegensätzliche Prinzipien. Die auf dem Fasten beruhenden Schulen setzten auf zeitweilige Schonung und »Entgiftung« des Darms. Die Anhänger der Trennkost nach Dr. Hay beharren auf einem »chemischen Verdauungsgesetz«, das besagt, dass Eiweiß und Kohlenhydrate nicht gleichzeitig verdaut werden können.

Die größte (wissenschaftliche) Zustimmung findet die Empfehlung, den Darm mit Ballaststoffen in seiner physiologischen Funktion anzuregen, also zu aktivieren, und ihn so gesund zu halten. In diesen Zusammenhang gehören die Untersuchungen des britischen Arztes Denis Burkett. Bereits in den 70er-Jahren beobachtete er bei der Bevölkerung im ländlichen Afrika, wo traditionell reichlich Ballaststoffe verzehrt werden, deutlich

Wer viel Ballaststoffe und Milchsaures isst, beugt einer Reihe von Zivilisationskrankheiten vor

weniger Verstopfungen und weitere Darmerkrankungen bis hin zum Darmkrebs.

Heute weiß man es genau: Faserstoffreiche Lebensmittel, insbesondere so genannte wasserlösliche Ballaststoffe, stimulieren im Dickdarm das Wachstum nützlicher Darmbakterien, die mit dem Menschen in einer gewinnbringenden Symbiose zusammenleben und deren Stoffwechselprodukte einen speziellen Gesundheitsschutz entfalten. Diese so genannten prebiotischen Lebensmittel und deren Wirkungen werden Sie in diesem Buch kennen lernen. In eine andere Richtung – mit allerdings der gleichen Zielsetzung – geht das starke Interesse an Probiotika, dem zweiten Schwerpunktthema dieses Buches.

Helfen Sie Ihrem Darm mit der richtigen Ernährung und der richtigen inneren Einstellung

1991 stellte der bekannte Gastroenterologe Prof. Dr. Ludwig Demling auf dem 1. Interdisziplinären Symposium, das unter dem Thema »Darmflora in Symbiose und Pathogenität« stand, fest, dass die Darmflora im menschlichen Organismus weitaus mehr und wichtigere Aufgaben übernimmt, als lange Zeit angenommen wurde. Eine besonders herausragende Funktion der Darmflora besteht in der Stimulation des körpereigenen Immunsystems – der Darm ist das größte Immunorgan des menschlichen Körpers und gilt nach neuesten Erkenntnissen als bedeutender »Schutzwall« gegen Krankheitserreger. Vor diesem Hintergrund scheint die Aussage, dass der Darm als Quelle der Gesundheit dient, mehr als berechtigt.

Die Erforschung des »geheimen Lebens im Darm« ist weder einfach, noch sind die Zusammenhänge leicht zu verstehen. Dennoch lassen sich bereits zum jetzigen Forschungsstand eine Reihe von begründeten und konkreten Ernährungsempfehlungen daraus ableiten. Dieser Ernährungsratgeber soll Ihnen helfen, das für Sie zuträgliche Maß beim Essen und Trinken und Ihre persönliche Wohlfühl-Ernährung für Magen und Darm herauszufinden sowie Ihren Gesundheitsschutz aktiv von innen heraus zu stärken.

Barriere für Nährstoffe und Krankheitserreger

Im Darm entscheidet sich nicht nur, was in den Blutkreislauf gelangt. Der Darm ist auch das größte Immunorgan des menschlichen Körpers und damit maßgebend für unsere Gesundheit verantwortlich. Die Art und Weise, wie wir uns ernähren, sorgt wiederum dafür, dass unsere Verdauungsorgane gesund und funktionstüchtig bleiben. Und schließlich steht kein anderes Organsystem so eng mit unserem Gefühlsleben in Verbindung wie der Verdauungstrakt.

Liebe und Gesundheit gehen durch den Magen

Der Mensch isst nicht nur, um sich zu ernähren. Wir verbinden mit Essen und Trinken niemals nur Nahrungsaufnahme und Sättigung, sondern stets auch Genuss, Kommunikation und Interaktion. Speisen und Getränke, Küche und Keller sind wesentliche Bestandteile aller Kulturen. Fast alle wichtigen Ereignisse werden mit festlichen Essen begleitet. Speisen in angenehmer Atmosphäre verbindet. Nicht umsonst treffen sich Politiker und Geschäftsleute beim Arbeitsessen oder beim feierlichen Bankett. Wichtige Geschäftsabschlüsse werden beim Essen – möglichst mit Wohlfühlqualität und in Wohlfühlatmosphäre – verhandelt.

Mit Freude das Richtige zu essen ist sicherlich besser und gesünder, als stets überängstlich zu verzichten. Diät-Hypochonder sind in jeder Beziehung schlechter dran als bewusste Genießer. Brillat-Savarin schrieb 1825 in seinem berühmten Buch »Physiologie des Geschmacks«: »Feinschmeckerei, von jeder Seite be-

Wohlfühlqualität, sprich Aroma, Farben, Zusammenstellung und Zubereitung der Speisen, sind für die Gesundheit so wichtig wie Vitamine und Mineralstoffe

Essen – mehr als nur Ernährung des Körpers

Persönlich zufriedenstellende Ernährung bezieht alles mit ein: Nähr-, Genuss- und Erlebniswert der Speisen. Ausgewogenheit und das richtige Maß, den jeweiligen Gesundheits- und Lebensbedingungen angepasst, verstehen sich dabei von selbst. Aroma, Farben, Zusammenstellung der Speisen, Kochkunst und ein ansprechend gedeckter Tisch sind für unser Wohlbefinden und unsere Gesundheit nicht weniger wichtig wie Vitamine und Mineralstoffe.

trachtet, verdient nur Lob und Ermunterung: Physisch betrachtet ist sie Beweis und Resultat eines gesunden und eines klassischen Zustandes der Ernährungsorgane. Moralisch betrachtet bedeutet sie unbedingte Hingabe an die Gebote Gottes, der, seit er uns essen hieß, um zu leben, uns einlädt durch den Appetit, durch den Geschmack erhält, durch das Vergnügen belohnt.«

Gut gekaut ist halb verdaut

Gut kauen und langsam essen kommt auch der Figur zugute

Wer gut kaut, hat mehr vom Essen. Hastige Esser kommen dagegen selten in den vollen Genuss der verzehrten Speisen. Kosten Sie daher jeden Bissen wie ein Feinschmecker aus. Wer gründlich kaut und langsam isst, genießt nicht nur intensiver, er verspürt auch eher Sättigung. Der Mund ist also mehr als nur »Pforte« zum Magen, sondern neben Augen und Nase wichtiges Sinnesorgan beim Essgenuss. Außerdem ist er die erste Station im gesamten Verdauungskanal.
Im Mund werden die Lebensmittel zerkleinert und mit Speichel vermischt. Ballaststoffreiche Nahrung wie beispielsweise ein

Müsli muss besser und länger gekaut werden. Kauen hält auch die Zähne gesund, weil die Speicheldrüsen mehr Speichel absondern. Dieser Speichel schützt die Zähne vor Karies, gleichzeitig wird der Speisebrei gut durchgemischt. Es bildet sich ein flüssiger Nahrungsbrei, der durch die Speiseröhre in den Magen wandert. Und auch hier entfalten ballaststoffreiche Lebensmittel einen besonderen Gesundheitseffekt: Im Vergleich zu konzentrierter fett- und zuckerreicher Nahrung füllen sie den Magen schneller und sättigen anhaltend – ohne Fettbelastung. Einige Ballaststoffe, insbesondere goldgelber Leinsa-

Durchschnittliche Verweildauer von Speisen im Magen	
$1/2$ bis 1 Stunde	ungesüßter Tee oder Kaffee, Mineralwasser, gut verdünnte Säfte, isotonische Getränke, fettarme Brühe, Buttermilch, Molke
1 bis 2 Stunden	weich gekochte Eier, gekochter Reis, Kartoffelbrei ohne Butter, Zwieback, reine Fruchtsäfte, z. B. Apfelsaft mit 1 bis 2 Esslöffel Schmelzflocken (lösliche Haferflocken), geschälter Apfel, Banane
2 bis 3 Stunden	gedünsteter Fisch, gekochtes mageres Fleisch oder Geflügel, Rührei, gekochte Kartoffeln, gedünstetes Gemüse, Beefsteak, Brot aus Auszugsmehl, z. B. Weißbrötchen oder Mischbrot, fettarmer Weichkäse
3 bis 4 Stunden	gegrilltes Fleisch, Vollkornbrot, die meisten Käsesorten, die meisten rohen Obstsorten
4 bis 5 Stunden	gebratenes Fleisch, Salzhering, Hülsenfrüchte
6 Stunden und länger	Fettgebackenes aus der Friteuse, Fischkonserven in Öl, Salate in Mayonnaise, Speck, fettes Fleisch wie Gänsebraten und Schweinshaxe

VERWEILDAUER VON SPEISEN IM MAGEN

men, stimmen den Magen versöhnlich. Sie helfen bei übersäu-
ertem Magen, indem sie die Säure abpuffern. Gleichzeitig schützen spezielle Schleimstoffe die empfindlichen Schleimhäute des
Magens. Nicht zuletzt helfen auch Milchsäurebakterien und
Milchsäure beim Verdauen. Doch zu diesem Thema später mehr
(im Kapitel »Ökosystem Darm«).

Übersäuerter Magen ist häufig Ursache von Befindlichkeitsstörungen

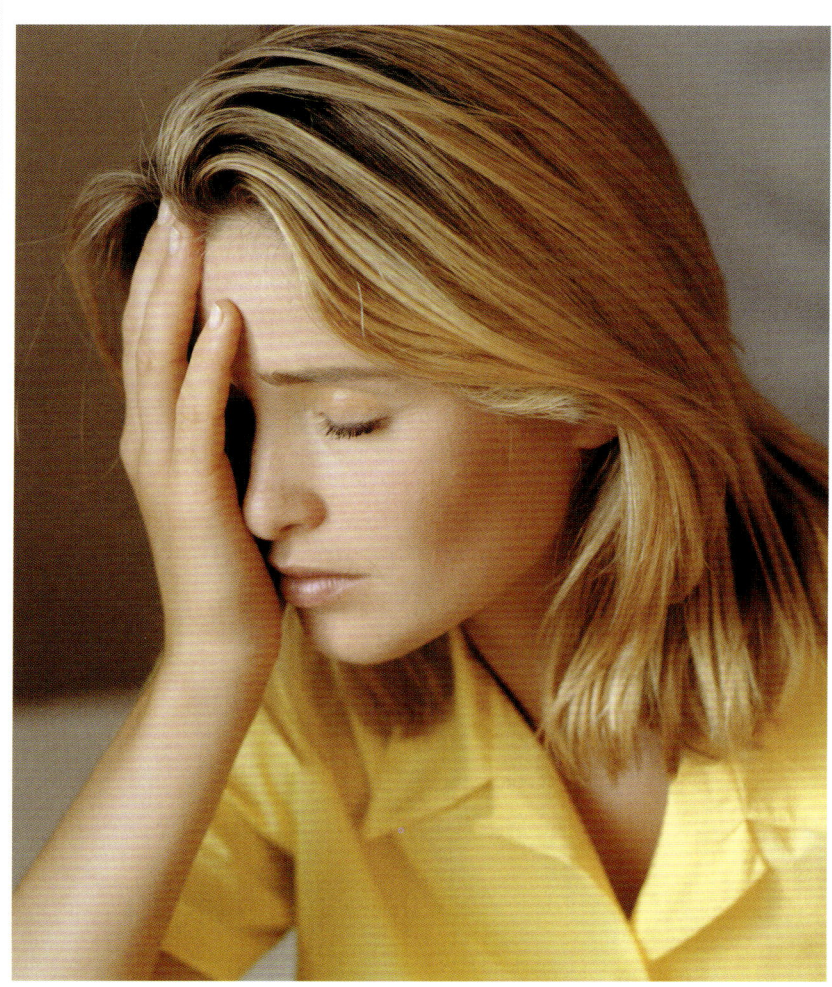

Verdauungstrakt, das sensible Organsystem

Wohlbefinden fängt im Magen an. Kein anderes Organsystem steht so eng mit dem Gefühlsleben in Verbindung wie der Verdauungstrakt. Jeder weiß, wie empfindlich Magen und Darm auf Ärger und Stress reagieren, auf Sorgen und Belastungen, aber auch auf Auseinandersetzungen oder gar Streitgespräche bei Tisch. Unser Verdauungstrakt ist ein »Seismograf unserer Gefühlswelt«. Manchen Menschen ist ein besonders sensibler Magen als persönliche Schwachstelle geradezu in die Wiege gelegt worden. Aber auch die Mahlzeit selbst kann zum Belastungsprogramm werden, insbesondere wenn zu viel, zu fett und zu hastig gegessen wird. Unmäßigkeit, Hektik und innere Spannungen aller Art beeinflussen das Magen-Darm-Wohlbefinden sehr stark. Was und wie wir essen, ist Voraussetzung für Gesundheit und Wohlbefinden von innen.

Augenmaß, die richtige Balance zwischen Anspannung und Entspannung und psychisches Gleichgewicht sind wichtige Voraussetzungen für das Magen-Darm-Wohlbefinden

Essen, das beflügelt

Ein schmackhaftes Mahl, in angenehmer Stimmung und Umgebung, mit Freude und in Ruhe genossen, beflügelt und stimmt zufrieden. Essen und Trinken wachsen dann über den Aspekt der bloßen Nahrungsversorgung hinaus und werden zum Erlebnis, das der Erholung dient und aus dem sich neue Kraft schöpfen lässt. Das wahre Ziel einer persönlich zufriedenstellenden Ernährung kann doch nur Wohlbefinden während und nach dem Essen sein. Kurz: sich rundum wohl fühlen. Darauf heben auch die Hersteller von Probiotika ab. So soll der Verzehr von probiotischen Milchprodukten das allgemeine Wohlbefinden von innen heraus unterstützen und obendrein zur besseren Verdaubarkeit sowie Verwertung einzelner Nährstoffe beitragen. Denn nur so kann »Störmeldungen« vorgebeugt werden.

14

Verdauung – wie funktioniert das eigentlich?

Verdauung ist ein optimal aufeinander abgestimmtes Zusammenspiel verschiedener Vorgänge

Wir genießen Speisen und Getränke und verwerten die verschiedenen Inhaltsstoffe der verzehrten Lebensmittel, um unseren Energie- und Nährstoffbedarf zu decken. Die Verdauungsorgane sorgen dafür, dass die Lebensmittel, die wir essen, aufgeschlossen werden, dass unser Körper sie in Energie umwandeln oder Bausteine für das Wachstum oder den Ersatz von Körperzellen gewinnen kann. Zwischen Nahrungsaufnahme und Nährstoffverwertung in der Zelle sind der Vorgang der Verdauung und der Nährstofftransport über die Blutflüssigkeit geschaltet. Bei den Verdauungsvorgängen wird die Nahrung also aufbereitet und resorptionsfähig gemacht. Mit anderen Worten: Die Nahrungsbestandteile werden so weit aufgeschlossen, dass sie im Darm in den Blutkreislauf aufgenommen werden können.

So technisch das auch klingt – die Freude beim Essen und richtig genießen zu können spielen bei diesem Prozess eine wesentliche Rolle. Bekanntlich essen unsere Sinne mit. Was das Auge an Farbstoffen, der Geruchssinn an Duftstoffen, Zunge und

Tipp: Essen und trinken mit Wohlfühlfaktor

Lassen Sie Mahlzeiten nie zur bloßen Kalorienversorgung degenerieren. Ein hastig verschlungener Schnellimbisssnack hat oft ebenso wenig Wohlfühlqualität wie manches fettreiche Kantinenessen. Lassen Sie in Zukunft doch einfach weg, was Ihnen nicht wirklich schmeckt! Denn Genuss und Gesundheit sind längst kein Widerspruch mehr. Die Freude an schmackhaften Speisen in angenehmer Atmosphäre ist der beste Gesundheitsschutz – und fördert zudem das optimale Zusammenspiel der Verdauungsorgane.

Gewürze: Von der Apotheke der Natur direkt auf den Tisch

Beim Zusammenspiel von Ernährung und Wohlbefinden darf die breite Palette der Gewürze und Kräuter nicht verschwiegen werden. Sie erfreuen unsere Geschmacksnerven: Zunächst einmal riechen wir den aromatischen Duft der Kräuter, dann schmecken wir ihr Aroma. Beide Wahrnehmungen stimulieren den Magen. Zusätzlich entfalten Inhaltsstoffe unterschiedliche gesundheitsfördernde Eigenschaften, steigern etwa die Magendurchblutung, regen durch Bitterstoffe den Gallenfluss an oder regen zusätzliche Verdauungssäfte an.

Gaumen an Geschmacksstoffen wahrnehmen, leiten sie an das Gehirn weiter, das den verschiedenen Organen, die mit der Verdauung in Verbindung stehen, für Verarbeitung, Ausnutzung und letztlich auch Verträglichkeit der Nahrung wichtige Anweisungen erteilt. Fehlt eine der Komponenten, oder sind die Signale aus Farbe, Duft oder Geschmack nur unzureichend vorhanden, wird die gesamte Sinneswahrnehmung ärmer. Unter Umständen ist damit eine Beeinträchtigung der Verdauungsfunktion verbunden.

Hauptaufgabe der Verdauung besteht darin, die Nährstoffe für die Aufnahme in den Blutkreislauf vorzubereiten

Wege und Stationen der Verdauung

Ob der Weg der Nahrung bis zur Verwertung mal kürzer, mal länger ist, liegt einmal daran, dass die in Lebensmitteln »verpackten« Nährstoffe erst in eine für die Aufnahme in den Blutkreislauf geeignete Form gebracht werden müssen. Größere Nährstoffkomplexe wie Stärke, Fette und Eiweiße müssen zunächst durch die eigentlichen Werkzeuge der Verdauung, die

Der Zwölffingerdarm hat seinen Namen wegen seiner Größe: Seine Länge entspricht in etwa zwölf Fingerbreiten

so genannten Enzyme, in stoffwechselgerechte Teilchen zerlegt werden. In der Praxis heißt das, dass sie in ihre kleinsten Bausteine gespalten werden. Erst aus diesen kann dann im Organismus Energie gewonnen oder körpereigene Substanz aufgebaut werden. Der nicht verwertbare Rest der Nahrung wird wieder ausgeschieden.

Der Vorgang der Verdauung beginnt im Mund durch das Kauen und Einspeicheln der Nahrung. Von dort gelangt der Nahrungsbrei über die Speiseröhre in den Magen und schließlich in den Dünndarm. Vorrangige Aufgabe des Magens ist es, den Speisebrei vorübergehend zu speichern und ihn dann portionsweise weiterzugeben. Schließlich wird auch salzsäurehaltiger Magensaft unter den Speisebrei gemischt. Frühestens nach einer Stunde – bei schwer verdaulichen Speisen erst nach mehreren Stunden – öffnet der Magen eine Schleuse, den so genannten Magenpförtner, und gibt seinen Inhalt in kleinen Portionen an den Dünndarm weiter. In dessen oberem Abschnitt, dem Zwölffingerdarm, mündet die Bauchspeicheldrüse und die Gallenflüssigkeit, so dass hier alle Werkzeuge zur Zerlegung

Tipp: Oberstes Gebot – frische Zutaten, schonende Zubereitung

Achten Sie beim Lebensmitteleinkauf stets auf frische Ware. Überlagerte Gemüse sind nicht nur ärmer an Nährstoffen, sondern haben auch einen Gutteil ihrer bioaktiven Schutz- und Geschmacksstoffe eingebüßt. Beim Garvorgang sollte der Topf möglichst geschlossen bleiben, weil sonst nährstoffzerstörender Sauerstoff an die Lebensmittel gelangt und andererseits die flüchtigen Aromastoffe entweichen. Geben Sie beim Einkauf von Joghurt und Sauerkraut den unerhitzten Produkten aus dem Kühlregal den Vorzug, in denen die gesundheitsfördernden lebenden Milchsäurebakterien noch voll enthalten sind. Frische Produkte sind in jedem Fall eine kluge Wahl.

von Kohlenhydraten, Eiweißstoffen und Fetten bereitstehen. Kohlenhydrate werden zu einfachen Zuckern abgebaut, Eiweißstoffe zu Aminosäuren, Fett zu Glyzerin und Fettsäuren.

Der Dünndarm ist für die Nahrungsverwertung und Nährstoffaufnahme der wichtigste Abschnitt im Verdauungstrakt. Insgesamt bringt er es nur auf eine Länge von an die drei Meter. Durch seine Faltung und fingerartigen Ausstülpungen mit noch kleineren Anhängen besitzt er allerdings eine sehr viel größere Oberfläche.

Nächste Station des Speisebreis ist der Dickdarm. In diesem wird vor der Ausscheidung das im Nahrungsbrei enthaltene Wasser rückresorbiert, um den Wasserverlust für den Körper möglichst gering zu halten. Der Dickdarm ist im Gegensatz zum übrigen Magen-Darm-Trakt außerordentlich dicht mit verschiedenen Bakterien besiedelt, deren Bedeutung für die Gesundheit derzeit noch entschlüsselt wird.

Ein reibungsloser Ablauf der Verdauungsvorgänge hängt von vielen Faktoren ab: von einem gut funktionierenden Zusammenspiel der verschiedener Verdauungssäfte und ihrer Wirkstoffe wie Enzyme, Salzsäure und Gallensäure, aber auch von der richtigen Lebensmittelauswahl und der -zubereitung, der Mahlzeitenverteilung, bewusstem Kauen – und nicht zuletzt von der Freude am Essen.

Über die Dünndarmschleimhaut werden die Nährstoffe resorbiert, das heißt in den Blutkreislauf aufgenommen

Der Darm, unser größtes Immunorgan

Neben seinen Aufgaben Verdauung und Resorption von Nahrungsbestandteilen ist der Darm ein riesiges Immunorgan. Durch den raffiniert gefalteten Aufbau der Darmwand mit ihren fingerartigen Ausstülpungen vergrößert sich das Hohlorgan Darm auf über 200 Quadratmeter Nutzfläche. Damit ist der Darm die größte Kontaktfläche des Menschen mit seiner Um-

18

Der Darm ist das größte Kontaktorgan des Menschen. Körperfremde Stoffe und Krankheitserreger scheitern an der ausgeklügelten Verteidigungslinie Darmschleimhaut

welt. Vergleichen Sie: Die Hautoberfläche beträgt bei einem Erwachsenen nur etwa zwei Quadratmeter!

Eine besondere Bedeutung für die Abwehrleistung des Körpers kommt den Schleimhäuten mit der Fachbezeichnung *Mukosa* zu. Um eine effektive Immunabwehr sicherzustellen, hat die Mukosa ein komplexes spezialisiertes Immunsystem entwickelt: Mittels des so genannten darmassoziierten lymphatischen Gewebes wird das innere Milieu zum einen gegen Fremdstoffe (Antigene) aus dem Darminhalt abgeschirmt. Die ausgeklügelte Verteidigungslinie der Darmschleimhaut, die auch als Mukosablock bezeichnet wird, verfügt daneben über immunologische (Abwehrzellen und Antikörper) und nicht-immunologische Abwehrmechanismen. Zu letzteren trägt auch die physiologische Darmflora bei (siehe Seite 27). Immerhin macht das Lymphgewebe, das mit der Darmmukosa in Verbindung steht, mit etwa 80 Prozent den größten Teil des gesamten immunologischen Abwehrapparates des Körpers aus. Damit schützt sich der Körper nicht nur vor Eindringlingen, die mit der Nahrung in den Darm gelangen. Hier entscheidet sich auch, welche Substanzen vom Körper toleriert und gegen welche Unverträglichkeiten oder Allergien entwickelt werden. Die Aufrechterhaltung und positive Beeinflussung dieser schützenden Mukosabarriere

Tipp: Was tun bei Verdauungsbeschwerden?

Störungen der Verdauungsfunktion können krankheits- oder altersbedingt sein oder von der Lebensweise herrühren. Eine vernünftige Kost, die persönliche Unverträglichkeiten berücksichtigt, sollte der erste Schritt sein, den Verdauungsapparat zu entlasten. Milchsaure und ballaststoffreiche Lebensmittel können leichte Darmbeschwerden zusätzlich lindern. Bei länger anhaltenden Beschwerden sollten Sie jedoch unbedingt einen Arzt aufsuchen.

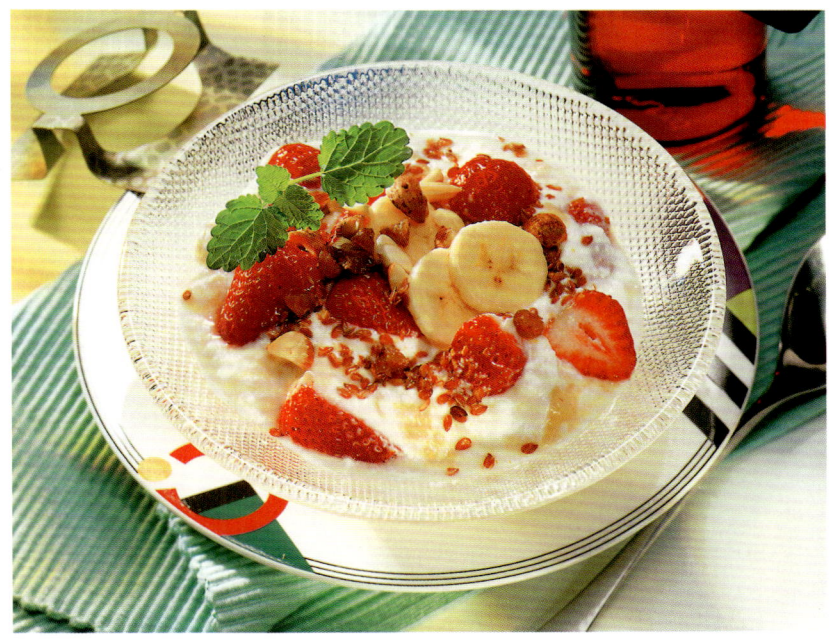

Vergorene
Milchprodukte
wie Joghurt
enthalten
lebende Keime,
die die Darm-
flora unter-
stützen

ist deshalb ein hoch aktuelles Thema bei der Prävention von chronisch entzündlichen Darmerkrankungen, Nahrungsmittel-allergien und Neurodermitis. Dabei können probiotische Mikroorganismen eine wichtige Helferrolle übernehmen.

Darmflora: wichtiger Helfer der Verdauung und Trainingspartner des Immunsystems

Für beide Funktionsbereiche – die Verdauung und die Immun-abwehr – ist ein ungestörter Ablauf aller physiologischen Vor-gänge im Verdauungstrakt erforderlich. Eine wichtige Aufgabe kommt dabei den nützlichen Darmbakterien – in ihrer Gesamt-heit als *Darmflora* bezeichnet – zu.

PRE- UND PROBIOTIKA

Früher ein Mauerblümchen der Ernährungswissenschaft

Das Interesse in der Ernährungswissenschaft war lange Zeit hauptsächlich auf die Verdauungsfunktion von Magen und Darm gerichtet. Die Darmflora fristete ein regelrechtes Schattendasein. Inzwischen gilt es als erwiesen, dass ein funktionstüchtiges Abwehrsystems im Darm vom Vorhandensein einer gesunden physiologischen Darmflora abhängt. Denn die nützlichen Darmbakterien sind wichtige Verbündete des Menschen bei bestimmten Stoffwechselstörungen und der Bekämpfung von Krankheitserregern.

Unter Darmflora versteht man die Gesamtheit der Mikroben, die die Darmwand wie ein dichter Rasen überziehen

Die Hauptarbeit bei der Verdauung wird zwar ohne bakterielle Hilfe bereits im Dünndarm erledigt. Im Dickdarm sind Darmbakterien jedoch unentbehrliche Helfer, solche Nahrungsbestandteile aufzuspalten, die für den Dünndarm unverdaulich sind und die der Mensch deshalb nicht selbst verwerten kann. Damit sind die verschiedenen Ballaststoffe (siehe Seite 43) gemeint. Dabei entstehen Substanzen, die die Verdauungsabläufe im Dickdarm und den Stoffwechsel der Dickdarmschleimhaut positiv beeinflussen.

Die physiologische Darmflora arbeitet auch mit dem Immunsystem des Darms Hand in Hand. Zum einen besteht ihre Aufgabe darin, ungesunde Bakterien oder andere Einzeller in Schach zu halten, indem sie verhindert, dass diese sich in der Darmwand einnisten.

Durch konstantes Training der Abwehrzellen unterstützen die nützlichen Darmbakterien zudem indirekt die immunologische Barriere gegen Fremdkeime. So sind Lactobazillen in der Lage, neben Milchsäure Bacteriocine zu produzieren, die ähnlich wie Antibiotika krankheitserregende Mikroorganismen unschädlich machen.

Ein Blick nach innen

Die natürliche Darmflora des Menschen baut sich aus rund 400 verschiedenen Arten von Mikroorganismen auf, die sich überwiegend im Dickdarm tummeln. Die Symbiose von Mikroorganismen der Darmflora mit den Schleimhautzellen der Darmwand spielt eine ganz wichtige Rolle für die menschliche Gesundheit. So besteht zwischen den Bakterien und den Schleimhautzellen der Darmwand eine innige, wechselseitige Verbindung, aus der die intakte Immunabwehr für den ganzen Körper erwächst. Wir ziehen aus der gesunden Darmflora konkret folgende Vorteile:

- Bildung gesundheitsfördernder Stoffwechselprodukte wie Milchsäure und so genannte kurzkettige Fettsäuren;
- Anregung der Darmperistaltik;
- Stimulierung des Immunsystems;
- Sperrwirkung gegen die Besiedlung durch Krankheitserreger.

Ein Paradebeispiel für Symbiose ist die Verbindung von Darmbakterien und Schleimhautzellen der Darmwand

Tipp: Helfen Sie mit der richtigen Kost der Darmflora

Mit der Ernährung wird die menschliche Darmflora sowohl positiv als auch negativ beeinflusst. Die darmfreundlichen Nahrungsbestandteile lassen sich grob in drei Gruppen unterteilen:

1. Ballaststoffe, die Nahrungsgrundlage (Substrate) für die im Darm angesiedelten Darmbakterien sind. Diese Prebiotika fördern gezielt das Wachstum und den Stoffwechsel der gesunden Bakterien im Darmtrakt. Sie sind gewissermaßen die Wegbereiter einer gesunden Darmflora;
2. lebende Milchsäurebakterien, die widerstandsfähig gegen Magensäure und Gallensalzen sind und so aktiv das Gleichgewicht der Darmflora günstig beeinflussen, die so genannten Probiotika;
3. synergistische, das heißt eine sich gegenseitig beeinflussende und verstärkende Kombination von Pre- und Probiotika, auch Synbiotika genannt.

Diskutiert wird außerdem eine bakterielle Synthese von Vitaminen und damit ein möglicher Beitrag zur Versorgung mit Vitamin K, Biotin und Vitamin B12. Davon scheinen gerade Vegetarier, die weder Fleisch noch Milchprodukte essen, zu profitieren. So können sie vermutlich Bakterien, die in unteren Dünndarmabschnitten vorkommen, als Vitamin-B12-Quelle nutzen. Im Dickdarm produzierte Vitamine bringen dagegen wegen mangelnder Fähigkeit der Dickdarmschleimhaut zur Vitaminaufnahme wenig.

Abwehrmechanismen im Verdauungstrakt

Im Magen-Darm-Trakt werden spezifische und unspezifische Abwehrreaktionen von einem allgemeinen Schutzmechanismus unterschieden

Unter normalen Bedingungen werden schädliche Keime durch die Magensäure und Gallensekrete weitgehend eliminiert. Und auch eine gesunde Darmflora trägt dazu bei, dass Eindringlinge den Darm nur schwer besiedeln können. Schließlich besetzen diese nützliche Darmbakterien die »besten Plätze« im Darm, das heißt die Andockstellen der Darmschleimhaut, und verhindern allein schon dadurch, dass sich unerwünschte Bakterien einnisten. Sie stellen gewissermaßen einen lebendigen Schutzwall gegen mögliche Krankheitserreger dar.

Neben diesem allgemeinen Schutz steht dem Körper das natürliche Abwehrsystem zur Seite. Dabei unterscheidet man zwischen einer unspezifischen (Phagozytose) und einer spezifischen Reaktion (Antikörperbildung). Die erste wird hauptsächlich von zwei verschiedenen Zellarten bewerkstelligt: den Makrophagen und den B-Lymphozyten. Die Makrophagen zählen zur Gruppe der weißen Blutkörperchen und sind regelrechte Allesfresser. Sie greifen jeden Eindringling an und verleiben sich ihn ein. Diesen Vorgang nennt man Phagozytose. Zur spezifischen Abwehr gehören die B-Lymphozyten. Sie identifizieren körperfremde Substanzen und bilden speziell gegen diese gerichtete Antikörper. Beispielsweise wird der Antikörper Immunglobulin A (IgA) – der wichtigste Antikörper der Darmschleimhäute, der Mukosa – von B-Lymphozyten produziert. Vermutlich sind so genannte M-Zellen darauf spezialisiert, Fremdstoffe zu erfassen, zu transportieren und sie zur Unschädlichmachung den Lymphozyten zuzuführen.

Lymphozyten und Makrophagen sind im darmnahen lymphatischen Gewebe lokalisiert und kooperieren perfekt aufeinander abgestimmt. Unterstützung erhalten sie von bestimmten Milchsäurebakterien, die diese Schutzmechanismen stimulieren und regelrecht trainieren, wenn sie den Darm passieren.

Störfaktoren für den Darm

Das komplexe Abwehrsystem im Magen-Darm-Trakt ist unter bestimmten Bedingungen störanfällig. Stress, Infektionen und Erkrankungen sowie deren Therapie – insbesondere mit Antibiotika –, aber auch Abführmittel und Medikamente, welche die Säuresekretion des Magens hemmen, können ebenso wie unausgewogene Ernährung und Veränderungen der Umgebung, etwa auf Reisen, das natürliche Gleichgewicht aus dem Gleichgewicht bringen. Ja, sogar schwere körperliche Anstrengungen wie beim Leistungssport können die Darmflora schädigen. Gerade im Leistungssport wird der Darm als immunkompetentes Organ zur Optimierung der Abwehrleistung oft nicht genügend berücksichtigt. Dabei ist ein abwehrstarkes Immunsystem die Basisvoraussetzung für körperliche Leistungsfähigkeit. Hinweis auf eine gestörte Ökologie des Darmkanals und geschwächte Krankheitsabwehr der Darmschleimhaut sind eine verminderte Zahl der Bifido-Bakterien und Lactobazillen.

Die genannten Faktoren können allesamt Ursachen für Probleme im Verdauungstrakt sein. Vor dem Hintergrund einer nach-

Auch die natürliche Alterung des Organismus schwächt die Körperabwehr

lassenden Effizienz des Immunsystems im höheren Lebensalter, von der auch die Abwehrlinie der Darmschleimhaut betroffen ist, gewinnen Maßnahmen zur Stabilisierung der Abwehrkräfte in diesem Bereich, wie der Einsatz von Probiotika, zunehmend an Bedeutung. Schließlich sind gerade ältere Menschen anfällig für lebensgefährliche Magen-Darm-Infektionen.

Helfen Sie Ihrem Darm

Antibiotika machen keinen Unterschied zwischen gesunden und krank machenden Bakterien

Wer wegen einer ernsthaften Darminfektion ein Antibiotikumpräparat einnehmen muss, sollte die Wiederherstellung gesunder Bakterienverhältnisse nicht vergessen. Antibiotika machen nämlich keinen Unterschied zwischen nützlichen und krank machenden Bakterien. Schließlich vernichten sie alle Mikroorganismen und dünnen so auch den physiologischen Bakterienrasen der Darmflora aus.

Segen und Fluch von Antibiotika

Sicherlich, ohne diese Medikamentgruppe könnten viele Krankheiten nicht oder nur schwer therapiert werden. Inzwischen weiß man aber auch, dass diese Arzneien nicht nur krankheitserregende Mikroorganismen abtöten, sondern auch die Bakterien der physiologischen Darmflora zerstören. Daneben stellte man fest, dass die schädlichen Keime gegen Wirkstoffe der Antibiotika resistent werden können. Wissenschaftler sprechen in diesem Zusammenhang von einem gefährlichen Wettlauf zwischen immunen Krankheitserregern und der Neuentwicklung von Antibiotika. Die lebensrettenden Medikamente sollten daher nur bei schwereren Infektionen verabreicht werden – denn was wäre, wenn die Bakterien das Wettrennen gewinnen?

Um diesen bedeutenden Teil der natürlichen Immunabwehr zu regenerieren ist alles hilfreich, was die Darmflora wieder aufbaut. Dazu zählen Ballaststoffe, Milchzucker und fermentierte, milchsäurehaltige Lebensmittel, eventuell ergänzt durch Pre- und Probiotika. Mikrobiologische Medikamente aus lebenden Bakterienkulturen mit sehr hohen Keimzahlen forcieren den Wiederaufbau der gesunden Darmbakterien. Fragen Sie im Zweifelsfall einen erfahrenen Arzt oder Heilpraktiker um Rat.

Tipp: Unterstützen Sie Ihren Darm ...

... morgens mit einem Müsli aus Vollkornflocken, frischem Obst und Joghurt, Dickmilch, Kefir oder einem probiotischen Milchprodukt. So gestärkt können Sie den Anforderungen des Alltags gelassen entgegensehen.

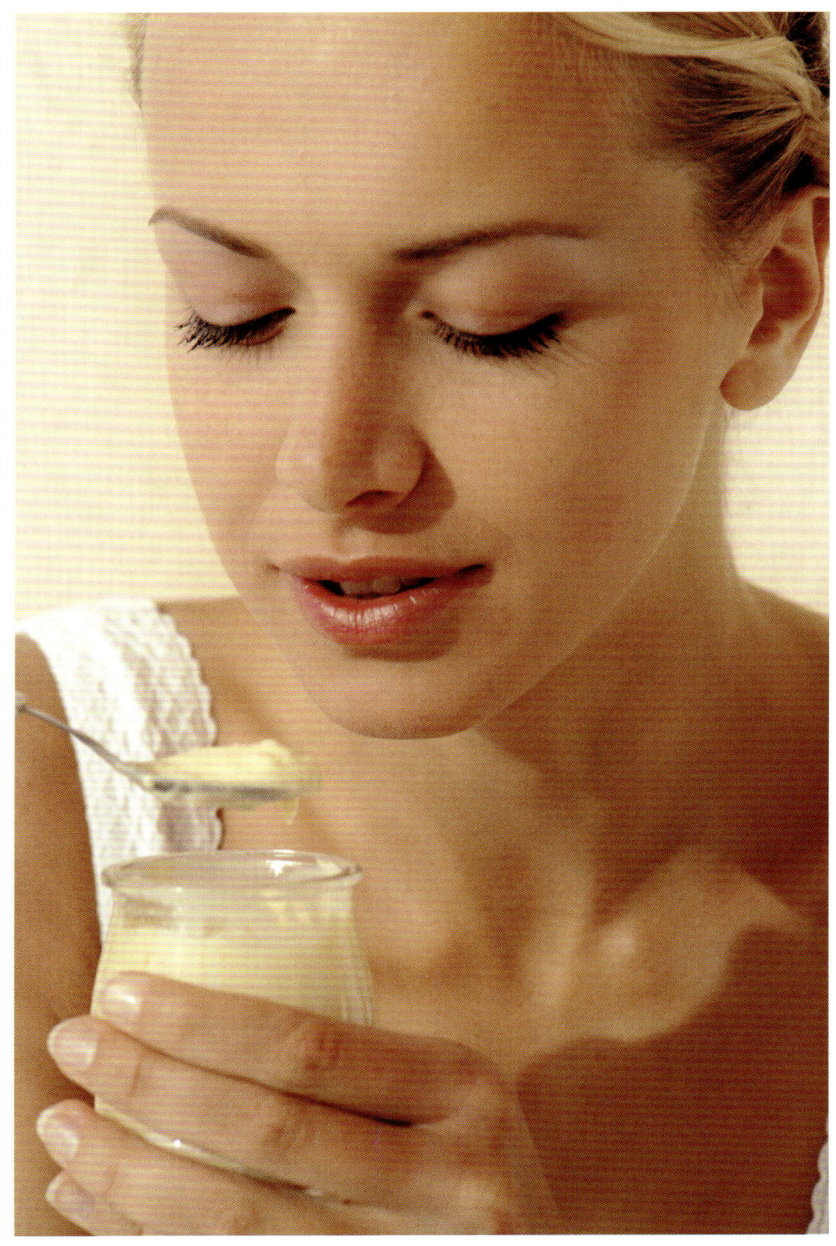

Ökosystem Darm: nützliche Bakterien für die Gesundheit

Die Zahl der in unserem Darm angesiedelten einzelligen Mikroorganismen ist unvorstellbar groß. Schätzungsweise werden die Darmschleimhäute von etwa hundert Billionen(!) Bakterien 400 verschiedener Arten wie von einem dichten Bakterienrasen überzogen. Der menschliche Organismus lebt mit diesen Bakterien in einer fruchtbaren Symbiose. Ja noch mehr, ohne sie können wir kaum gesund bleiben.

Physiologische Darmflora: funktionsfähiges Immunsystem

Die Bakterienflora des Darms variiert von Mensch zu Mensch. Deshalb ist der Begriff »normale« oder »gesunde« Darmflora, wie in manchen Publikationen vereinfacht gefordert wird, nicht ganz unproblematisch. An erster Stelle für gesunde Verhältnisse im Ökosystem Darm steht die Unterdrückung krank machender Keime. Beim Verdrängungswettbewerb der konkurrierenden Bakterien müssen die nützlichen Darmbewohner jedenfalls die Oberhand behalten. Doch leistet die Darmflora bei weitem mehr. Es ist mittlerweile bewiesen, dass die Darmbakterien mit dem lymphatische Gewebe zusammenarbeiten und die darin lokalisierte Immunabwehr stärken. Durch konstantes Training

Die Darmflora baut sich aus zehnmal mehr Bakterien auf als der gesamte Körper selbst an Zellen hat

unterstützen die Mikroben die immunologische Barriere gegen Fremdkeime, lehren die Immunzellen gewissermaßen, Eindringlinge zu erkennen und gezielt Antikörper zu bilden.

Verschiedene Untermieter in den einzelnen Darmabschnitten

Der Darm wird erst nach der Geburt von nützlichen Mikroorganismen besiedelt

Die Darmflora – also die Lebensgemeinschaft von Bakterien im Dickdarm – von gesunden Säuglingen besteht hauptsächlich aus gesundheitsfördernden Bifido-Bakterien und wird deshalb auch Bifidusflora genannt. Bei einem gestillten Neugeborenen macht sie etwa 95 Prozent aus. Auch bei Kindern, die mit an Muttermilch angepasster Säuglingsmilchnahrung ernährt werden, sind Bifido-Bakterien in den ersten drei Lebensmonaten die hauptsächlichen Darmbewohner, allerdings ist deren Anzahl niedriger als bei voll gestillten Säuglingen. Fest steht, dass sich in beiden Fällen das Vorhandensein von Milchzucker (Laktose) günstig auf das Wachstum und die Vermehrung von Bifido-Bakterien auswirkt. Der Schutzeffekt dieser gesundheitsfördernden Darmbewohner besteht darin, dass potenziell schädigende Keime zurückgedrängt werden.

Zuerst ist der Darmtrakt steril

Der Magen-Darm-Kanal eines Neugeborenen ist steril. Mit anderen Worten: Bis zur Geburt ist der Darm des Menschen keimfrei. Doch schon in den ersten Lebensstunden findet eine Besiedlung durch verschiedene Keime aus der Außenwelt statt. Die Zusammensetzung der Darmflora ist bei Neugeborenen weitgehend ernährungsabhängig. Effektiven Infektionsschutz auf vielen Ebenen leistet daher die Muttermilch.

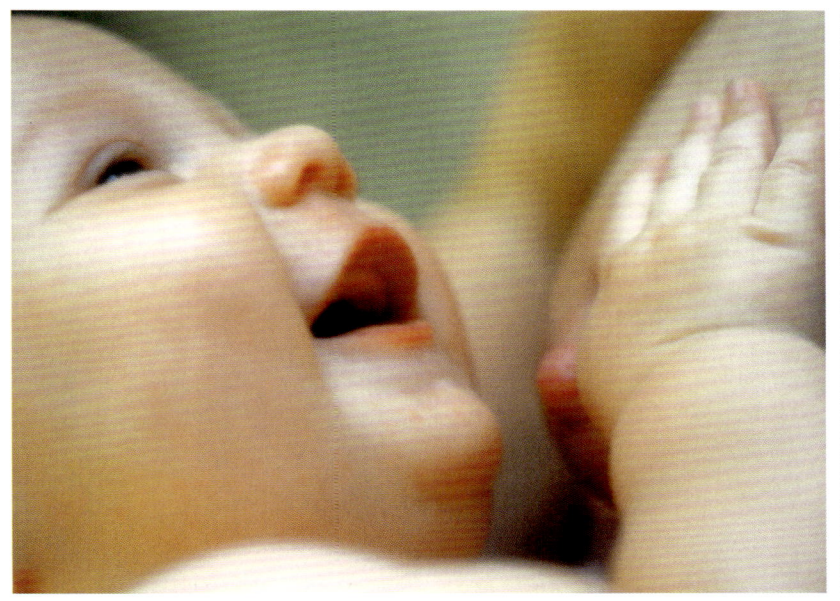

Ein besonderer
Pluspunkt der
Muttermilch
sind spezifi-
sche Antikör-
per, die das
Kind zusätzlich
vor Infektio-
nen schützen

Säuglinge sind für Infektionen des Verdauungstrakts generell anfälliger als Erwachsene, da ihr Immunsystem noch nicht voll ausgereift ist. Fettsäuren und auch bestimmte Eiweißverbindungen – so genannte Glykoproteine – der Muttermilch helfen gezielt bei der Immunabwehr. Vermutet wird, dass das Glykoprotein Lactadherin durch Bindung des Proteins an die Viren das Ausmaß einer Infektion mit Rotaviren stark vermindern kann. Rotaviren sind die häufigsten Durchfallerreger bei Kleinkindern.

Mit der Zufütterung von fester Nahrung nehmen – ähnlich wie bei angepasster Säuglingsmilchnahrung – allmählich andere Bakterienarten zu, unter anderem Escherichia coli, Bacteroides, Clostridien – so die Fachnamen. Mit dem Übergang zur gemischten Kost entwickelt sich schließlich die für den Erwachsenen typische Besiedlung des Dickdarms mit verschiedenen Mikroorganismen.

30

Wechselwirkung zwischen Wirt und seiner Darmflora

Das Ökosystem Darmflora kann ohne Pflege des Menschen auf Dauer nicht fortbestehen

Das individuelle bakterielle Ökosystem des Verdauungskanals, das in gewissen Grenzen recht stabil ist, kann ohne ständige Mitwirkung des Wirts, im Fall der Darmflora also des Menschen, in seiner Zusammensetzung nicht fortbestehen. Zum einen wird es durch die Zufuhr von Nahrung aufrechterhalten – wobei unter Nahrung für Bakterien nicht nur die verzehrten Speisen, sondern auch Speichel und Darmsekrete zu verstehen sind. Zu der nach der Geburt aufgebauten Beziehung zwischen Wirt und seiner Mikroflora kommt zum anderen, dass die Mitglieder der bestehenden Darmbesiedlung gegenüber mikrobiellen Neuankömmlingen einen deutlichen Vorteil besitzen, der die Vermehrung der neu aufgenommenen Bakterien eindämmt. Man spricht von Kolonisationsresistenz. Das heißt nichts anderes, als dass die angestammten Bewohner möglichst »unter sich bleiben« wollen. Der gesunde Organismus besitzt also eine etablierte Mikrobenpopulation in einem (weitgehend) stabilen Gleichgewicht, die das Eindringen fremder, auch krank machender Mikroorganismen von außen erschwert und schädliche Minderheiten kontrolliert beziehungsweise in Schach hält. Diese Gegebenheiten sind für

Tipp: Falls Sie ein Antibiotikum einnehmen

Antibiotika können die bakterielle Flora des Darmkanals empfindlich schädigen und neben krank machenden Mikroorganismen auch die nützlichen schützenden Darmbakterien ausschalten. Umso wichtiger ist es, Antibiotika nur in begründeten Fällen einzunehmen und die Notwendigkeit mit einem Arzt sorgfältig abzuwägen. Falls eine Antibiotikabehandlung unumgänglich ist, sollte man nach der Therapie seinem Darm etwas Gutes tun. Die einfachsten Mittel sind milchsaure und ballaststoffhaltige Lebensmittel wie Joghurt und Sauerkraut.

eine gesundheitsfördernde Wirkung sowohl hinsichtlich der Dosierung (Keimzahl) als auch der Anwendungsdauer (Zeit) zu berücksichtigen, falls eine bestimmte Bakterienart von außen mit der Nahrung (zum Beispiel mit probiotischen Milchprodukten) oder mit Präparaten verabreicht wird.

Die Keimbesiedlung des Magen-Darm-Trakts

Sowohl die Anzahl der Mikroorganismen als auch die Artenvielfalt nimmt vom relativ keimarmen Magen über den Dünndarm bis schließlich zum Dickdarm ständig zu. Der Dickdarm, in dem der größte Teil der Bakterien angesiedelt ist, ist mit Abstand der wichtigste Sitz der Darmflora. Der obere Teil des Magen-Darm-Trakts ist relativ spärlich mit Mikroorganismen besiedelt, da die aus der Nahrung und der Mundhöhle stammenden Keime größ-

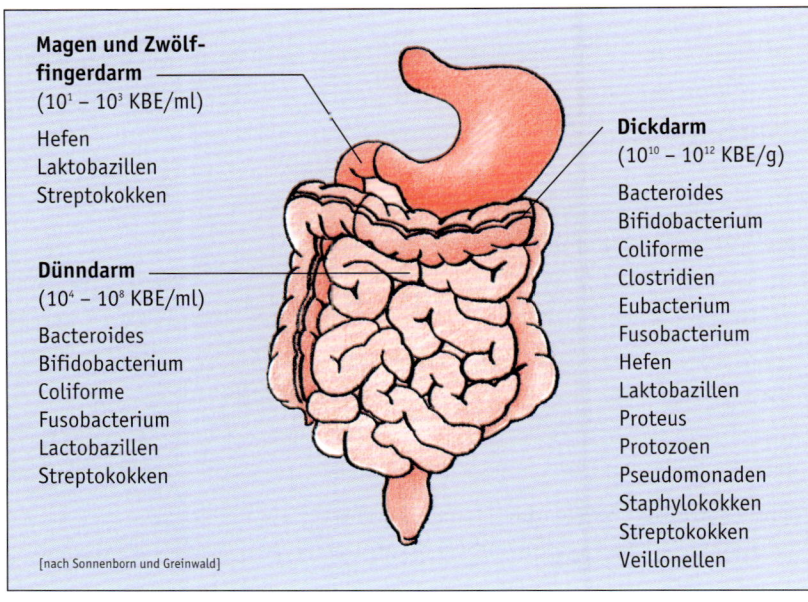

Magen und Zwölffingerdarm
(10^1 – 10^3 KBE/ml)

Hefen
Laktobazillen
Streptokokken

Dünndarm
(10^4 – 10^8 KBE/ml)

Bacteroides
Bifidobacterium
Coliforme
Fusobacterium
Lactobazillen
Streptokokken

Dickdarm
(10^{10} – 10^{12} KBE/g)

Bacteroides
Bifidobacterium
Coliforme
Clostridien
Eubacterium
Fusobacterium
Hefen
Laktobazillen
Proteus
Protozoen
Pseudomonaden
Staphylokokken
Streptokokken
Veillonellen

[nach Sonnenborn und Greinwald]

Mikroorganismen in den verschiedenen Abschnitten des Magen-Darm-Traktes. Angegeben ist die Zahl vermehrungsfähiger Keime (Koloniebildende Einheiten = KBE) pro ml Darminhalt bzw. pro g Fäzes

**Die Darmbak-
terienmasse
macht bis zu
50 Prozent des
Stuhlvolumens
aus**

PRE- UND PROBIOTIKA

**Bestimmte
Lactobazillen
können bereits
im Magen den
Kampf gegen
die uner-
wünschten
Bakterien
aufnehmen**

tenteils durch den sauren Magensaft sofort abgetötet werden. Dennoch ist der Magen keineswegs steril, wie allein schon die Entdeckung des Helicobacter pylori zeigt. Der zu den Stäbchenbakterien zählende Helicobacter pylori wird ursächlich mit der Entstehung von chronischer Gastritis (Magenschleimhautentzündung), eines Magengeschwürs und eines Magenkarzinoms in Verbindung gebracht.

Das Keimspektrum des Magens und des anschließenden Zwölffingerdarms ähnelt sich. Ein Überleben ist vor allem für säuretolerante Mikroorganismen wie Streptokokken und bestimmte Lactobacillus-Arten möglich. Die Dünndarmflora besteht vorwiegend aus aeroben Mikroben. In Richtung Dickdarm nimmt der Anteil anaerober Keime dann sprunghaft zu. Die so genannten obligaten Anaerobier nehmen dabei einen Anteil an der Gesamtflora von 90 Prozent ein.

Der Dickdarm schließlich ist mit einer wahrhaft üppigen Mikroflora ausgestattet. Die Masse der gesamten Darmflora wird mit zwei bis drei Kilogramm angegeben und macht 30 bis 50 Prozent des Stuhlvolumens aus. Beeindruckend ist auch der intensive Stoffwechsel der Darmbakterien, der sowohl zur Bildung von schützenden als auch schädigenden Substanzen führen kann.

Aerob und anaerob, obligat und fakultativ

Nach ihrem Sauerstoffverhalten unterscheidet man Mikroorganismen in obligat aerob (Wachstum nur mit Sauerstoff möglich), obligat anaerob (Wachstum nur ohne Sauerstoff möglich) und fakultativ anaerob (Wachstum sowohl mit als auch ohne Sauerstoff möglich). Anaerob wachsende Mikroorganismen gewinnen ihre Energie nicht durch Atmung (Oxidation), sondern durch Gärung. Ein Beispiel dafür sind die Bifido-Bakterien.

Gesundes Gleichgewicht im Ökosystem Darmflora

Die positiven Auswirkungen, die mit der physiologischen Darmflora in Verbindung gebracht werden, können nur gewährleistet sein, wenn sich das System Mensch-Mikroben in einer gesunden und stabilen Balance befindet. Voraussetzung für diesen Zustand der Eubiose sind sowohl die richtige Interaktion zwischen Wirt und Mikroflora als auch die gegenseitigen Wechselwirkungen der Keime untereinander. Der gegenteilige Zustand, die Dysbiose, bezeichnet eine mehr oder weniger gestörte Darmflora, der entweder physiologische Bestandteile fehlen oder bei der unphysiologische, zum Teil krank machende Mikroorganismen überhand genommen haben.

Im Prinzip gilt es bei jeder Dysbiose, sei sie durch Fehlernährung, Medikamente (zum Beispiel Antibiotika) oder infektiöse Darmerkrankungen (auch Reisediarrhoe) verursacht, das gestörte mikroökologische Gleichgewicht wiederherzustellen beziehungsweise zu stabilisieren. Als Symbioselenkung oder mikrobiologische Therapie bezeichnen Ärzte und Heilpraktiker dabei die medikamentöse Behandlung mit Darmbakterien. Ziel ist es, die physiologische Darmflora wieder aufzubauen und die gesundheitsschädigenden durch die gesundheitsfördernden Darmbewohner in ihre Schranken zu verweisen.

Eine Fehlbesiedlung des Darms soll für einen Großteil der Menschen in den Industrieländern bereits typisch sein. Vor einer Überbewertung nur mäßig von der Norm abweichender Befunde muss dennoch gewarnt werden. Ähnliches gilt für Pilze. Auch der Hefepilz Candida gehört zu den normalen Passanten des Darms. Wenn die physiologische Darmflora allerdings bereits erheblich gestört ist und sich Pilze in sehr hohen Mengen ansiedeln, können nach Rücksprache mit einem Arzt (probiotische)

Jede Störung des Gleichgewichts zwischen krankheitserregenden und gesundheitsfördernden Darmbakterien erhöht die Krankheitsbereitschaft des Organismus

Milchsäurebakterien dazu beitragen, die Candida-Besiedlung einzudämmen. Lactobazillen verschlechtern beispielsweise die Wachstumsbedingungen für die Pilze.

Mikrobenkrieg im Darm: der Kampf Gut gegen Böse

Die Gesundheitswächter im Darm kommen aus der Familie der Lactobazillen und Bifido-Bakterien

Ernährungsforscher teilen Darmkeime gemäß ihrer gesundheitlichen Effekte in drei Gruppen ein. Darunter fallen solche, die überwiegend positiv, also gesundheitsfördernd wirken im Gegensatz zu denen, die schädigende beziehungsweise negative Einflüsse auf den Darm und die menschliche Gesundheit ausüben. Letzteres gilt vor allem bei übermäßiger Vermehrung krank machender Keime. Die dritte Gruppe kann sowohl negative als auch positive Eigenschaften haben, also schaden oder nutzen.

Potenziell schädigende Wirkungen entfalten Staphylokokken, Clostridien, Enterobakterien, Bacteroides und Streptokokken, deren Stoffwechselprodukte zu Durchfall, Obstipation (Stuhlverstopfung), Infektionen, Leberschäden und Bildung von krebsverursachenden Substanzen führen können. Inwieweit von ihnen tatsächlich Gefahren ausgehen, ist eine Frage der Kräfteverhältnisse im Darm. Als besonders gefährlich gilt eine Überwucherung der Darmflora mit Clostridien, Staphylokokken und Hefen. Milchsäurebakterien sorgen dagegen in jedem Fall für ein gesundes Klima im Darm.

Die Gesundheitswächter der Darmflora – hauptsächlich Lactobazillen und Bifido-Bakterien – machen den Krankheitserregern das Leben schwer und schützen vor einer Invasion krank machender Mikroorganismen. Daneben stimulieren sie die Immunfunktionen. Ihre natürlichen Waffen sind Stoffwechselprodukte wie Milchsäure, bestimmte Eiweißbruchstücke (Peptide) und so genannte kurzkettige Fettsäuren, über die Sie später

Altes Wissen neu aufgelegt

Lebensmittel gezielt zur Gesundheitsförderung einzusetzen ist eine alte japanische Tradition und auch Grundgedanke des modernen Functional-Food-Konzepts. Dabei ist es nicht nur das Verdienst der modernen Wissenschaft, der bestimmten Lebensmitteln in den letzten Jahren zu einer regelrechten Renaissance verholfen hat. Allen voran fermentierten Milchprodukten wird schon lange eine besondere gesundheitsfördernde Wirkung zugeschrieben. Der gesundheitliche Nutzen von Kefir, Joghurt oder Dickmilch ist schon über 2000 Jahre bekannt und wird bereits im Alten Testament erwähnt (Genesis 7).

mehr erfahren (siehe Seite 58). Einige Keime, die lange im Darm verweilen, bilden außerdem bestimmte Proteine, mit deren Hilfe sie sich auf der Oberfläche von Schleimhautzellen anheften. Insbesondere Bifidofaktoren bilden im Darm dadurch einen lebendigen Schutzwall gegen Krankheitserreger und deren Giftstoffe. Die Einflüsse der Ernährung auf die Stärke der Schutztruppen im Darm und deren Schlagkraft sind deshalb für Gesundheit und Wohlbefinden von größter Bedeutung.

»Eure Nahrungsmittel sollen eure Heilmittel und eure Heilmittel sollen eure Nahrungsmittel sein.« **Hippokrates**

Milchsaures hält gesund

Der Gesundheitsnutzen von milchsauer vergorenen Lebensmitteln hat eine lange Tradition. So wurde die sprichwörtlich hohe Lebenserwartung der Bulgaren schon zu Beginn des 20. Jahrhunderts vom russischen Forscher und Nobelpreisträger Elie Metchnikoff auf den häufigen Verzehr von fermentierten Milchprodukten zurückgeführt (»Kefir – das Getränk der Hundert-

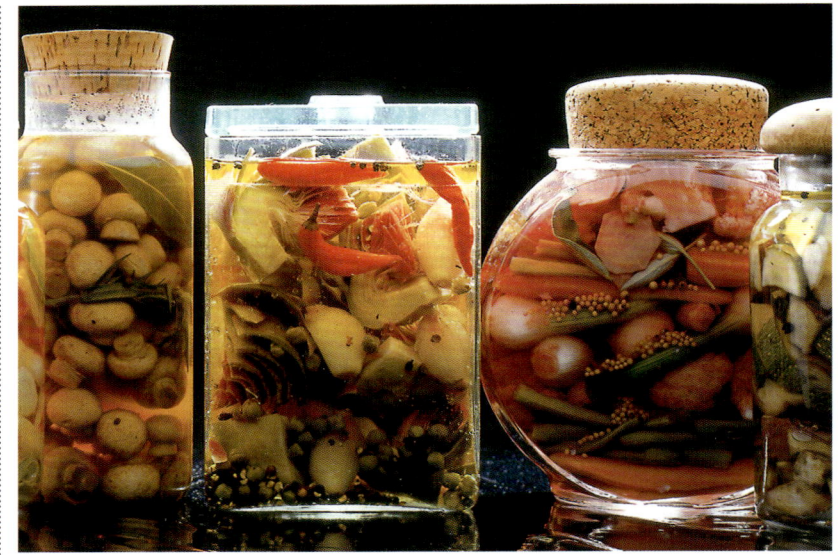

Milchsäure-
gärung ist ein
traditionelles
Konservie-
rungsverfahren
für Gemüse

jährigen«). Milchsäurebakterien sollen – so seine Vermutung –
Fäulnisbakterien im Darm unter Kontrolle halten.

Milchsäurebakterien liegen heute als Probiotika im Trend. Im
Grunde genommen handelt es sich dabei um ein uraltes Wissen,
das leider lange Zeit in Vergessenheit geraten war. Die meisten
heute noch verwendeten Milchsäurebakterien werden seit Jahr-
tausenden zur Haltbarmachung und Herstellung von fermentierten, also milchsauren Lebensmitteln wie Joghurt, Sauerkraut, Salzgurken und Oliven sowie weiterer milchsaurer Spezia-

Tipp: Geben Sie Ihrer Darmflora Milchsaures

Grundsätzlich empfehlenswert ist es, vermehrt Milchsaures aus dem Fass
(Gemüse) und dem Kühlregal (Joghurt & Co.) zu essen und ergänzend
milchsauer vergorene Gemüsesäfte zu trinken. Damit unterstützen Sie
Ihre gesunde Darmflora und helfen indirekt der Immunabwehr.

litäten wie Mixed Pickles verwendet. Milchsäurebakterien sorgen für das typische säuerlich-würzige Aroma, machen harte Kohlblätter sowie das Fruchtfleisch der Oliven mürbe. Indem sie reichlich Milchsäure produzieren, bekämpfen sie als natürliches Konservierungsmittel zum Verderb führende Mikroorganismen. Milchsäurebakterien sind auch beim Reifungsprozess von Käse, Sauerrahmbutter, Sojasoße, Rohwürsten und Sauerteigbrot beteiligt. Ursprünglich behalf man sich bei der Haltbar-

Fermentierte, milchsauer vergorene Milchprodukte sind für viele Menschen besser verträglich als Trinkmilch

Fachlatein zur Milchsäure

Milchsäure entsteht durch Vergärung von Zuckerstoffen, etwa dem Milchzucker in der Milch. Während man allgemein von Milchsäure spricht, unterscheiden Lebensmittelchemiker verschiedene Milchsäurearten, die sich bezüglich ihres Aussehens wie Bild und Spiegelbild verhalten:

• die L(+)-Milchsäure oder rechtsdrehende Milchsäure,

• die D(-)-Milchsäure oder linksdrehende Milchsäure und

• eine Mischform aus L(+)- und D(-)-Milchsäure.

Im Stoffwechsel des Menschen, etwa in den Muskelzellen, wird fast ausschließlich rechtsdrehende L(+)-Milchsäure gebildet, ebenso durch die Bifido-Bakterien. Der Körper kann diese Milchsäureart, im Gegensatz zur linksdrehenden D(-)-Variante, besonders gut verstoffwechseln. Eine früher vermutete Übersäuerung des Blutes durch D(-)-Milchsäure, die überwiegend mit der Nahrung aufgenommen wird, ist für den gesunden Erwachsenen bei ausgewogener Ernährung nicht relevant. Der für Joghurt typische Lactobacillus bulgaricus bildet zu 100 Prozent D(-)-Milchsäure, Lactobacillus acidophilus beide Milchsäurearten zu je 50 Prozent. Inzwischen werden auch Joghurtsorten angeboten mit ganz speziellen Milchsäurebakterienkulturen, die überwiegend rechtsdrehende Milchsäure produzieren.

machung und Herstellung milchsaurer Produkte einfach der überall natürlich vorkommenden »wilden« Milchsäurebakterien. Heute verwenden insbesondere die Joghurthersteller ausgesuchte Milchsäurebakterienstämme, deren Eigenschaften sie genau kennen. So kam es von der Entwicklung des ursprünglichen Joghurts zum so genannten milden Joghurt mit hohem Gehalt an rechtsdrehender Milchsäure bis schließlich zur neuen Generation der probiotischen Milchprodukte.

Milchzucker und Milchzuckerunverträglichkeit

Bei Milchzuckerunverträglichkeit kann der Milchzucker (Laktose) nicht enzymatisch aufgespalten werden

Milchzucker (= Laktose) kommt ausschließlich in Milch, Milcherzeugnissen und damit hergestellten Produkten vor. Milchzucker gibt es auch in reiner Form. Die nur wenig süße Zuckerart kann Getränken und Speisen zugesetzt werden und wirkt – dosisabhängig – leicht stuhlanregend bis abführend. Milchzucker und laktosereiches Milchpulver werden vielen Nahrungsmittel zugesetzt.

Milchzucker stellt für den Säugling in den ersten Lebensmonaten das einzige Nahrungskohlenhydrat dar. Er fördert die Bildung der Darmflora und begünstigt die Kalziumaufnahme. Die bessere Ausnutzung von Nahrungskalzium findet wohl auch beim Erwachsenen statt – sofern er Milchzucker verträgt.

Nach der Stillperiode nimmt die Aktivität des körpereigenen Enzyms Laktase, das Milchzucker (Laktose) spaltet, ab. In welchem Umfang dies geschieht, ist ausschlaggebend dafür, dass manche Erwachsene keine Milch vertragen. Der Fachbegriff dafür ist dann Laktose-Intoleranz. Man unterscheidet einen angeborenen von einem relativen Laktasemangel, bei dem unter anderem auch durch unregelmäßigen Genuss von Milch die Enzymaktivität verringert werden kann. In vielen Bevölkerungsgruppen – in Afrika und Asien vertragen 70 bis 100 Prozent der Bevölkerung keinen Milchzucker – liegt die Aktivität des Enzyms Laktase so niedrig, dass die Betroffenen nach dem Verzehr von Milch und milchzuckerhaltigen Lebensmitteln gar mit Darmproblemen reagieren. Immerhin sollen auch bei Amerikanern nordeuropäischer Herkunft bis zu 15 Prozent der Bevölkerung von dieser Laktose-Intoleranz betroffen sein.

Laktosegehalt von Milch und Milcherzeugnissen

100 g Lebensmittel enthalten	Laktose (g)
Butter, Dickmilch, Kefir	4,0
Kuhmilch (0,3 – 3,5 % F.)	4,5 – 4,8
Milchpulver	35,0 – 50,0
Joghurt, Früchtejoghurt	3,5 – 5,5
Kaffeesahne (10 – 15 % F.)	3,8 – 4,0
Kondensmilch (4 – 10 % F.)	10,8 – 12,5
Sahne (30 % F.)	3,3
Magerquark	4,1
Speisequark (10 – 60 % F.i.Tr.)	2,0 – 3,8
Hüttenkäse	3,3
Frischkäse (10 – 70 % F.i.Tr.)	2,8 – 3,8
Schmelzkäse (10 – 60 % F.i.Tr.)	2,8 – 6,3
Kochkäse (0 – 45 % F.i.Tr.)	3,2 – 3,9
Schnittkäse (z. B. Emmentaler)	unter 0,1
Schokolade (Milchschokolade)	9,5
Butter	0,6
Sahneeis	1,9

LAKTOSEGEHALT IN LEBENSMITTELN

Die Darmproblematik kommt folgendermaßen zustande: Falls der Milchzucker nicht im Dünndarm durch das Enzym Laktase abgebaut und resorbiert wird, gelangt er in den Dickdarm. Hier erfolgt ein bakterieller Abbau – und dessen Spaltprodukte können Bauchschmerzen, Blähungen und schließlich Durchfälle verursachen. Manche Betroffene reagieren bereits bei sehr geringen Mengen Laktose (weniger als 3 g) mit Beschwerden. Der größere Teil der Patienten kann mit einer laktosearmen Diät jedoch beschwerdefrei leben. In der Praxis ist zu berücksichtigen, dass häufig nur ein partieller Laktasemangel vorliegt. Diese Patienten können geringe Mengen an Milch und Milchprodukten vertragen, die aber über den Tag verteilt werden müssen.

Behandlung einer Milchzuckerunverträglichkeit

Patienten mit partiellem Laktasemangel dürfen nur geringe Mengen an Milch und milchzuckerhaltigen Lebensmitteln verzehren

Haben spezielle Untersuchungen die ärztliche Diagnose eindeutig bestätigt, kann die Laktose-Intoleranz, je nach Schweregrad, durch eine milchzuckerfreie oder milchzuckerarme Diät erfolgreich behandelt werden. Eine laktosefreie Kost enthält pro Tag maximal 1 g Laktose, eine laktosearme Kost maximal 8 bis 10 g Laktose. Vergleichen Sie: Ein gesunder Erwachsener nimmt täglich 20 bis 30 g Laktose zu sich.

Da die Milchzuckeraufnahme überwiegend durch Milch und Milchprodukte erfolgt, muss bei einer laktosefreien Ernährung auf diese Lebensmittel ganz oder zumindest teilweise verzichtet werden. Bei einem völligen Verzicht ist allerdings die Kalziumversorgung gefährdet, da Milch die entscheidende Kalziumquelle in unserer Ernährung ist. Die Bedarfsdeckung muss dann anderweitig, unter Umständen über Präparate oder mit Kalzium angereicherte Sojadrinks, sichergestellt werden.

In der Lebensmittelindustrie wird oft aus technologischen Gründen zahlreichen Produkten, die von Natur aus keine

Milchbestandteile enthalten, Milchzucker zugesetzt. Lesen Sie, wenn Sie Milchzucker nicht vertragen, deshalb immer genau die Zutatenliste.

Im Zweifelsfall fragen Sie in der Ernährungsberatung oder beim Arzt nach.

Laktosefreie Lebensmittel

Milchersatz:	Sojagetränke
Fleisch und Fisch:	alle Sorten in milch- und sahnefreier Zubereitung
Fleischwaren:	roher und gekochter Schinken, Braten, Kasseler, Roastbeef, Rauchfleisch, Geflügel, Kalbfleisch, Gemüsesülze
Fette:	alle Pflanzenöle, Margarine ohne Milchanteile
Nährmittel:	alle Getreide- und Mehlsorten, Reis, Mais, Haferflocken und andere Getreideflocken
Brot- und Backwaren:	alle Brot- und Gebäcksorten, die ohne Milch, Milchpulver, Buttermilch und Ähnliches gebacken sind
Gemüse, Hülsenfrüchte, Obst, Nüsse:	alle Sorten
Kartoffeln:	in milchfreier Zubereitung
Getränke:	Mineralwasser, Kaffee, Tee, Obst- und Gemüsesäfte
Sonstiges:	Honig, Konfitüre, Gelee, Apfelkraut, Sirup, Gewürze, Süßwaren ohne Milch- und Milchzuckerzusatz

Quelle: Deutsche Gesellschaft für Ernährung (Hrsg.):
Infothek: Diätetik 1992

LAKTOSEFREIE LEBENSMITTEL

PRE- UND PROBIOTIKA

Wegen des häufig auftretenden Laktasemangels in Ländern des mittleren Ostens werden dort fermentierte Milchprodukte wegen ihrer besseren Verträglichkeit hoch geschätzt

Eine Alternative als Kalzium- und Proteinquellen bei Laktose-Intoleranz sind Käsesorten, bei denen der Milchzucker während des Reifungsprozesses weitgehend abgebaut wird. Vergleichsweise gut toleriert werden auch fermentierte Milchprodukte. Die bessere Verträglichkeit beruht jedoch weniger auf der etwas geringeren Konzentration von Laktose in milchsauren Produkten (ein Teil des Milchzuckers wird zu Milchsäure abgebaut), sondern auf dem Laktasegehalt der Milchsäurebakterien selbst. Die milchzuckerspaltenden Enzyme der Lactobazillen arbeiten noch nach dem Verzehr im Magen-Darm-Trakt weiter und können hier beträchtliche Mengen Milchzucker aufspalten. Die Effektivität variiert dabei von den verwendeten Milchsäurekulturen und der Anzahl an Lebendkeimen. Bei erhitztem (wärmebehandeltem) Joghurt dürfte die Wirkung geringer sein im Vergleich zu einem unerhitzten fermentierten Milchfrischprodukt aus dem Kühlregal.

Die Erfolgsgeschichte der Ballaststoffe

Ballaststoffe haben in den letzten Jahren Karriere gemacht vom überflüssigen Nahrungsbestandteil zu wichtigen Schutzstoffen für unsere Gesundheit. Früher wurden vor allem die im Dünndarm nicht abbaubaren und damit unverdaulichen Kleiebestandteile als wertloser Ballast angesehen und weitgehend aus den Nahrungsmitteln entfernt. Diese Abtrennung der faserhaltigen Randschichten vom ganzen Getreidekorn erwies sich als großer Nachteil. So berichtete der bekannte Chemiker und Ernährungsforscher Justus v. Liebig bereits 1859 in »Chemische Briefe«: »Die Absonderung der Kleie vom Mehl ist eine Sache des Luxus und für den Ernährungszweck eher schädlich als nützlich. Im Altertum bis zur Kaiserzeit kannte man kein gebeuteltes Mehl. In Deutschland wird in vielen Gegenden, namentlich in Westphalen, die Kleie mit dem Mehl zu dem sog. Pumpernickel verbacken, und es gibt kein Land, in welchem die Verdauungswerkzeuge des Menschen sich in besserem Zustand befinden.«

Was sind Ballaststoffe?

Chemisch gehören Ballaststoffe (mit Ausnahme des Lignins) zur Gruppe der Kohlenhydrate und werden als Nicht-Stärke-Polysaccharide bezeichnet. Die mengenmäßig wichtigsten Ballaststoffe in der menschlichen Ernährung sind Zellulose, Hemizellulose und Pektin. Ernährungsphysiologen unterteilen Ballaststoffe außerdem in lösliche (Pektin, etwa in Früchten, Pentosane und Beta-Glukane, etwa in Haferkleie) und unlösliche (Zellulose, Hemizellulose und Lignin, etwa in Weizenkleie)

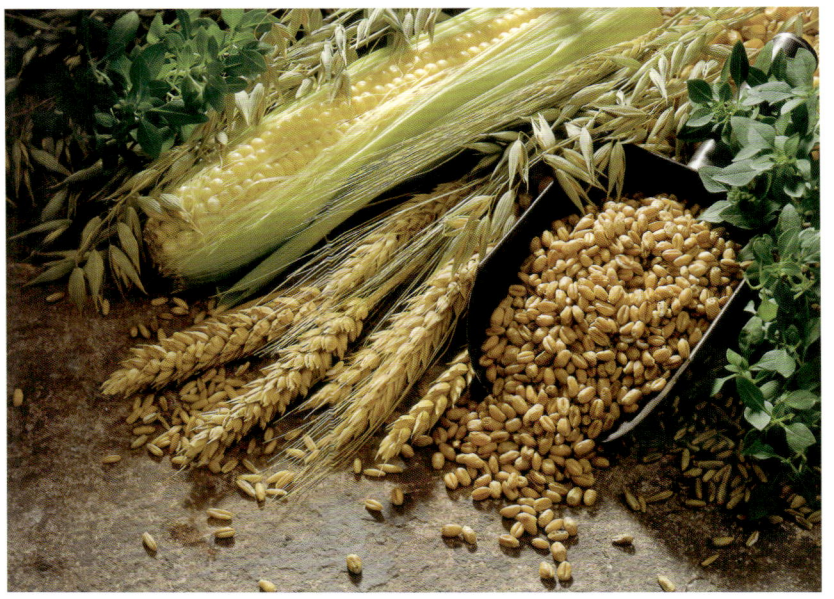

Ballaststoffe sind vom Menschen nicht verdaubar. Doch unnützer Ballast sind die pflanzlichen Faserstoffe deshalb bei weitem nicht

Verbindungen. Stark vereinfacht gesagt, werden die löslichen Ballaststoffe weitgehend durch Darmbakterien abgebaut. Durch diese Fermentation entfalten sie ihre nützlichen Effekte. Die unlöslichen Ballaststoffe werden ebenfalls – allerdings weniger stark – durch Darmbakterien aufgespalten und können so viel Wasser binden.

Durch den Fermentationsprozess gewinnen die Darmbakterien Energie zur Bildung neuer Zellen. Und diese Mikroorganismen sind es auch, die in erheblichem Umfang zur Stuhlbildung beitragen. Beide Vorgänge – die Wasserbindung und die vermehrte Bakterienzahl – bewirken, dass sich das Stuhlgewicht erhöht und sich die Verweildauer im Dickdarm verkürzt.

Ballaststoffe wirken in jedem Verdauungsabschnitt

Ballaststoffe halten den Blutzuckerspiegel konstant, das Cholesterin in Schach und bewirken ein anhaltendes Sättigungsgefühl

Ballaststoffreiche Nahrung verlangt gründliches Kauen. Wer gut kaut, verbessert die Verträglichkeit der Speisen. Wer langsamer isst, ist eher satt. Im Magen quellen Ballaststoffe auf, verzögern die Magenentleerung und tragen ebenfalls zur Sättigung bei. Außerdem helfen Ballaststoffe dem übersäuerten Magen. Im Dünndarm bewirken Ballaststoffe, dass der Blutzuckerspiegel nach den Mahlzeiten weniger stark ansteigt. Diese Wirkung der Ballaststoffe ist für Diabetiker von besonderem Vorteil. Aber auch unsere allgemeine Leistungsfähigkeit profitiert von einem konstanten Blutzuckerspiegel, der durch ballaststoffreiche Ernährung erzielt wird.

Ein weiterer gesundheitlicher Pluspunkt ballaststoffreicher Kost ergibt sich aus dem Cholesterinstoffwechsel. Insbesondere die löslichen Ballaststoffe der Haferkleie und Pektin wirken sich günstig auf den Cholesterinspiegel aus. Dabei geht man davon aus, dass das Cholesterin-Gallensäuren-Recyclingsystem im Darm beeinflusst wird. Normalerweise geht der Körper sehr ökonomisch mit den Gallensäuren um und holt sie nach erfolgter Fettverdauung aus dem Darm zurück. Der cholesterinsenkende Effekt von löslichen Ballaststoffen ergibt sich daraus, dass Gallensäuren, die aus körpereigenem Cholesterin gebildet werden, gebunden und ausgeschieden werden. Ist dies der Fall, benötigt die Leber zur Synthese neuer Gallensäuren vermehrt Cholesterin, das sie aus dem Blut entnimmt. Möglicherweise könnte auch der diskutierte und in einer Studie beobachtete cholesterinsenkende Effekt von Joghurt auf diesem Erklärungsansatz beruhen: Milchsäurebakterien oder davon gebildete Substanzen unterbinden den Rückholmechanismus für Gallensäuren.

Im Dickdarm quellen Ballaststoffe. Dadurch kommt es zu einer Volumenvergrößerung des Speisebreis und Anregung der Darmperistaltik (Muskelbewegung) mit dem unmittelbaren Erfolg, dass der Darminhalt schneller weiterbefördert wird. Außerdem begünstigen bestimmte Ballaststoffe das Bakterienwachstum im Darm und tragen damit zusätzlich zur gesunden Darmfunktion bei. Ballaststoffe sind also wichtige Schutzstoffe im gesamten Verdauungstrakt. Am bekanntesten ist wohl die Vorbeugung von Darmträgheit und Stuhlverstopfung. Bei Erkrankungen des Dick-

> Dass ballaststoffreiche Kost Darmträgheit vorbeugt, ist seit langem bekannt. Diskutiert wird daneben ein Schutz vor Darmkrebs

Tipp: Essen Sie ballaststoffreich

Um die nützlichen Darmbakterien der Darmflora zu vermehren, müssen sie optimal ernährt werden, am besten mit einer ballaststoffreichen Kost aus Vollkornprodukten, Hülsenfrüchten und Gemüse. Auf Grund der unterschiedlichen Wirkungen löslicher und unlöslicher Ballaststoffe sollten Sie auf Abwechslung im Speiseplan achten – eventuell ergänzt durch Ballaststoffkonzentrate wie Kleie und Leinsaat. Empfehlenswert sind 30 bis 35 Gramm Ballaststoffe pro Tag. Zurzeit kommen wir, statistisch gesehen, allerdings nur auf 20 bis 25 Gramm. Welche Lebensmittel gute Ballaststoffquellen sind, zeigt die Übersicht auf Seite 47.

darms, zum Beispiel der Divertikulose (Ausstülpungen der Darmschleimhaut), können Ballaststoffe die Beschwerden lindern. Erwiesen ist auch, dass Bevölkerungsgruppen mit einem hohen Ballaststoffverzehr weniger häufig an Dickdarmkrebs erkranken.

Umstellung auf ballaststoffreiche Kost: Bitte langsam

Ballaststoffreiche Kost hat meist weniger Kalorien, Fett und Cholesterin und sättigt anhaltender. Und das kommt der Figur und der Herz-Kreislauf-Fitness gleichermaßen zugute

Wenn Sie Ihre Ernährung mit mehr Ballaststoffen anreichern wollen, sollten Sie vor allem am Anfang langsam und schrittweise vorgehen, da sonst leicht Druck- und Völlegefühle entstehen können. Sehr hilfreich bei einer Umstellung sind Ballaststoffe in konzentrierter Form wie goldgelber Leinsamen oder Weizen- und Haferkleie, die mit reichlich Flüssigkeit, am besten stillem Mineralwasser oder Säften, verzehrt werden. Trockene Ballaststoffe bringen nichts! Eine Neigung zu Blähungen kann vorübergehend vermehrt auftreten, sie ist aber nicht besorgniserregend und lässt bei fortgesetzter Ballaststoffgabe nach. In den ersten Tagen sollten jedoch stark kohlensäurehaltige Getränke und Hülsenfrüchte gemieden, Zucker und zuckerhaltige Lebensmittel reduziert werden. Falls Sie lange Zeit Abführmittel eingenommen haben, ist eine langsame Dosiererhöhung der Ballaststoffe bei gleichzeitigem Verringern der Abführmittel notwendig. Die erwünschte Ballaststoffwirkung verlangt Konsequenz und Geduld. Ganz wichtig ist, reichlich zu trinken. Am besten eignen sich verdünnte Fruchtsäfte, Gemüsesäfte, kohlensäurearmes Mineralwasser, ungezuckerter Tee, aber auch Buttermilch oder Molkengetränke. Zur Orientierung gilt: Auf einen Esslöffel Kleie eine Tasse Wasser. Neben den Ballaststoff-Klassikern machen zurzeit weitere im Dünndarm nicht abbaubare Substanzen von sich reden, die prebiotisch wirken: die resistente Stärke, Inulin und Oligofruktose. Was es damit auf sich hat, erfahren Sie im nächsten Kapitel.

Ballaststoffgehalt ausgewählter Lebensmittel

Lebensmittel	Ballaststoffgehalt pro 100 Gramm essbarer Anteil
Apfel mit Schale	2,3
Feigen, getrocknet	9,6
Himbeeren	4,7
Orangen	2,2
Rosinen	5,4
Weintrauben	1,6
Erdnüsse, geröstet (Fettgehalt beachten!)	6,9
Leinsamen	36,0
Brokkoli	3,0
Grünkohl	4,2
Möhren	2,4
Sauerkraut	2,1
Linsen, getrocknet	10,6
Roggenvollkornbrot	7,7
Haferflocken	5,4
Weizenkleie	42,4
Vollkorn-Müsli	6,5

BALLASTOFFGEHALT IN LEBENSMITTELN

Quelle: Heseker, B. und H.: Nährstoffe in Lebensmitteln, Frankfurt 1993.

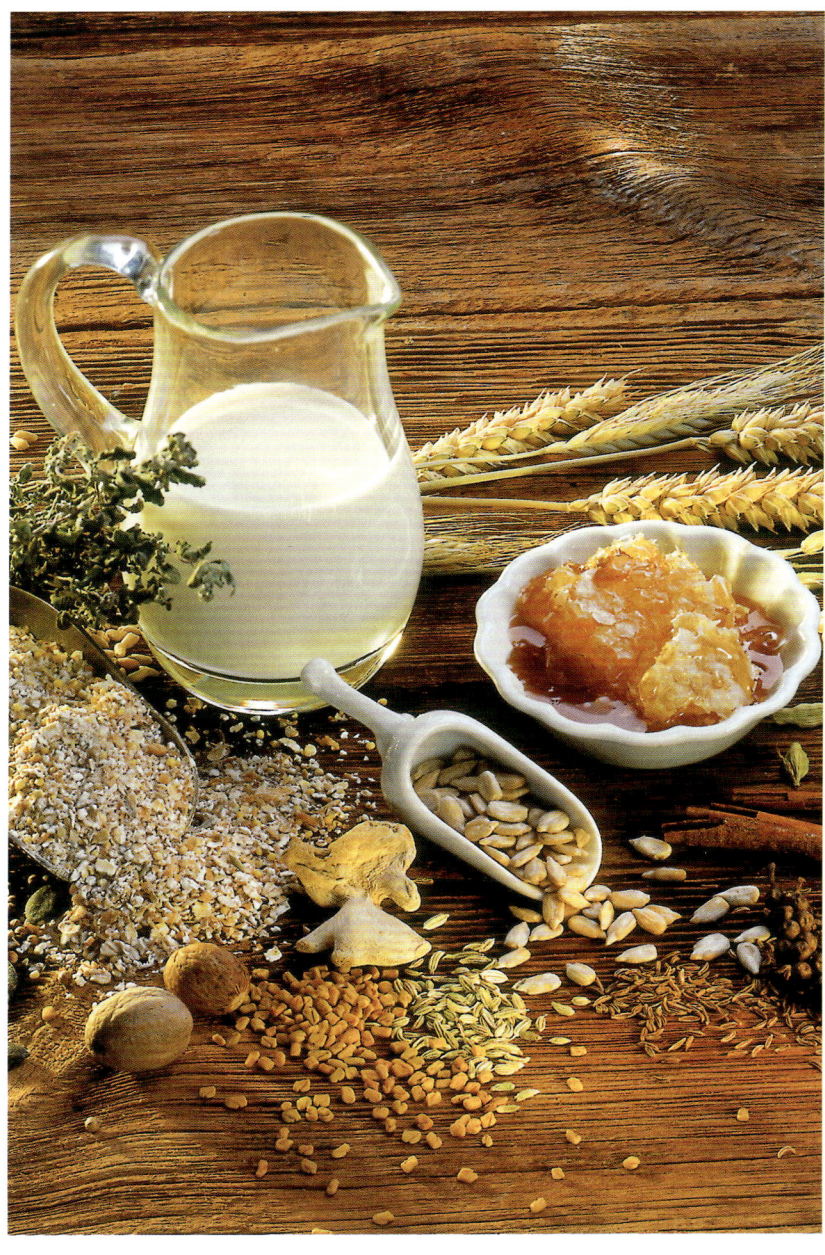

Pre- und Probiotika: gesundes Gleichgewicht im Darm

Antibiotika kennt jeder als Arzneimittel. Pre- und Probiotika sind die neuen Schlagwörter für gesundheitsfördernde Lebensmittel oder Lebensmittelzusätze. Welche verschiedenen Substanzen sich dahinter verbergen und was diese für unsere Gesundheit tun können, ist Thema dieses Kapitels.

Förderer der Mikroflora des Darms

Wörtlich aus dem Griechischen übersetzt bedeutet Probiotika »für das Leben« und steht damit im Gegensatz zur Medikamentengruppe der Antibiotika. Die Pionierarbeit für den Einsatz der »lebensfreundlichen« Probiotika leisteten Tierärzte, die lebende Mikroorganismen als Zusätze von Futtermitteln für Masttiere propagierten. Hintergrund dafür war der in der Massentierhaltung weit verbreitete Einsatz von Antibiotika und synthetischen Futterzusatzstoffen. Leider erwiesen sich als Begleiterscheinung der Antibiotikagaben Durchfälle, die den Fleischansatz minderten.

In der Praxis wird eine Antibiotika- mit einer Probiotikagabe kombiniert. Die Probiotika-Anwendung bei Nutztieren zielt auf die Verdrängung schädlicher Keime, wie der Salmonellen, durch die ungefährlichen und nützlichen Darmbakterien ab. Die damit verbundenen Vorteile bei der Bekämpfung des bis heute keineswegs gelösten Salmonellenproblems, vor allem bei Geflügel, liegen auf der Hand.

Ursprünglich wurden probiotische Bakterien gewissermaßen als Wachstumsförderer genutzt

Probiotika versus Antibiotika

Als Antibiotika wird eine Medikamentengruppe bezeichnet, die Mikroorganismen in ihrer Entwicklung hemmt. Verordnet werden Antibiotika bei Infektionserkrankungen, die von Bakterien ausgelöst werden. Die antibiotischen Substanzen selbst werden von Mikroorganismen – vor allem Pilzen – produziert mit dem Ziel, ihre Konkurrenten, die Bakterien, zu töten. Auf dieser Entdeckung beruht das berühmte Penicillin, dem ersten Antibiotikum, dessen Wirkstoff von einem Schimmelpilz stammt. Wegen bestehender Gefahren einer Resistenzbildung bei Erregern von Infektionen und der Beeinflussung der Darmflora wird der Antibiotikaeinsatz sowohl in der Human- als auch Tiermedizin heute sehr kritisch betrachtet und mit großer Vorsicht erwogen.

Pre kommt vor Pro

Prebiotika fördern das Wachstum der Darmflora von innen. Probiotika versorgen den Darm mit lebenden Bakterien von außen

Am Beispiel der Ballaststoffe (siehe Seite 43) wurde deutlich, dass eine positive Beeinflussung der eigenen Darmflora schon dadurch erfolgt, dass man die bereits sesshaften nützlichen Darmbewohner richtig pflegt. Auf diese Weise behalten sie die Oberhand gegenüber den krank machenden Keimen.

Unverdauliche Bestandteile der Nahrung, die gezielt das Wachstum und/oder die Aktivität von erwünschten Mikroorganismen im Dickdarm fördern, nennt man Prebiotika. Im Prinzip hat auch Milchzucker prebiotische Eigenschaften, obwohl er kein »echter« Ballaststoff ist. Auf den nächsten Seiten werden Sie einen weiteren Nahrungsbestandteil kennen lernen, der ebenfalls zu den Leibspeisen der Darmbakterien zählt. Dieser neu entdeckte Ballaststoff heißt »resistente Stärke«. Die daraus gebildete kurzkettige Fettsäure Buttersäure ist ein vorzüglicher Energielieferant für die Darmzellen und ein Schutzstoff für die

Darmschleimhaut. Insgesamt ernähren folgende prebiotischen Nahrungsbestandteile unsere Darmflora und sorgen dafür, dass die gesundheitsfördernden Darmbewohner einen kräftigen Wachstumsschub erhalten:

- Inulin und Oligofruktose,
- resistente Stärke und
- lösliche Ballaststoffe aus Haferkleie und Hülsenfrüchten sowie Pektin.

Im Blickpunkt der Forschung stehen zurzeit besonders die beiden erstgenannten Gruppen. Inulin und Oligofruktose werden bereits verschiedenen ernährungsfunktionellen Lebensmitteln (Brot/Brötchen, Müslis und Milchprodukten) zugesetzt. Der Einsatz dieser prebiotischen Ballaststoffe kann sowohl aus technologischer Sicht sinnvoll sein (Inulin als Fettersatzstoff, Verbesserung der sensorischen Eigenschaften von kalorienreduzierten Lebensmitteln) als auch einen ernährungsphysiologischen Zusatznutzen (Stimulierung der Bifido-Bakterien) leisten.

Die löslichen Ballaststoffe Inulin und Oligofruktose zählen zu den Lieblingsspeisen der Bifido-Bakterien in der Darmflora

Inulin und Oligofruktose – die Bifido-Aktivatoren

Anstatt dem Darm lebende Bakterien in ausreichender Menge über probiotische Produkte von außen zuzuführen, liegt es nahe, die Zusammensetzung der Darmflora zunächst durch den vermehrten Verzehr von Ballaststoffen günstig zu beeinflussen. Ein Helfershelfer dabei sind die speziellen löslichen Ballaststoffe Inulin und Oligofruktose. Diese erreichen den Dickdarm ebenfalls unversehrt und dienen der Darmflora als Nahrung. Im gleichen Zuge wird das Wachstum fremder oder sogar krank machender Mikroorganismen unterdrückt.

Schon wenige Gramm Inulin oder Oligofruktose helfen dabei, die tägliche Ballaststofflücke zu schließen – ohne Verlust an Gaumenfreuden

Da diese Keime prebiotische Ballaststoffe nicht als Nahrung nutzen, geraten sie gegenüber den gut genährten Bifido-Bakterien hoffnungslos in die Minderheit. Aus umfangreichen Untersuchungen geht hervor, dass bereits relativ geringe Mengen Inulin und Oligofruktose zu einer fünf- bis zehnfachen Erhöhung der nützlichen Bifido-Bakterien im Darmtrakt führen. Gleichzeitig wird die Anzahl der unerwünschten Bakterien deutlich unterdrückt. Letztlich wirkt sich jedes Gramm Inulin oder Oligofruktose positiv auf die Bifido-Bakterien und damit gesunde Verhältnisse in der Darmflora aus. Mehr über das Gesundheitsplus von Bifido-Bakterien erfahren Sie auf Seite 66.

Der Stoff, aus dem die Gesundheitsförderer sind

Inulin und Oligofruktose sind natürliche Bestandteile vieler Gemüse, zum Beispiel von Spargel, Schwarzwurzeln, Porree, Lauch, Zwiebeln, Artischocke, Topinambur und Zichorien- beziehungsweise Chicoreewurzeln. Aus letzteren wird Inulin auch im großen Maßstab für die Produktion von Lebensmittelzusätzen extrahiert. In geringen Mengen ist Inulin in

Lieblingsspeise der Darmbakterien

Die Lebensmittelbestandteile Inulin und Oligofruktose gelangen unverändert in den Dickdarm, da sie von den körpereigenen Enzymen im Dünndarm nicht verstoffwechselt werden können. Aus diesem Grund werden sie den Ballaststoffen zugeordnet. In der nächsten Station, im Dickdarm, kommt es zum bakteriellen Abbau. Da außerdem das Wachstum der Bifido-Bakterien selektiv gefördert wird, spricht man daher auch von bifidogener Wirkung.

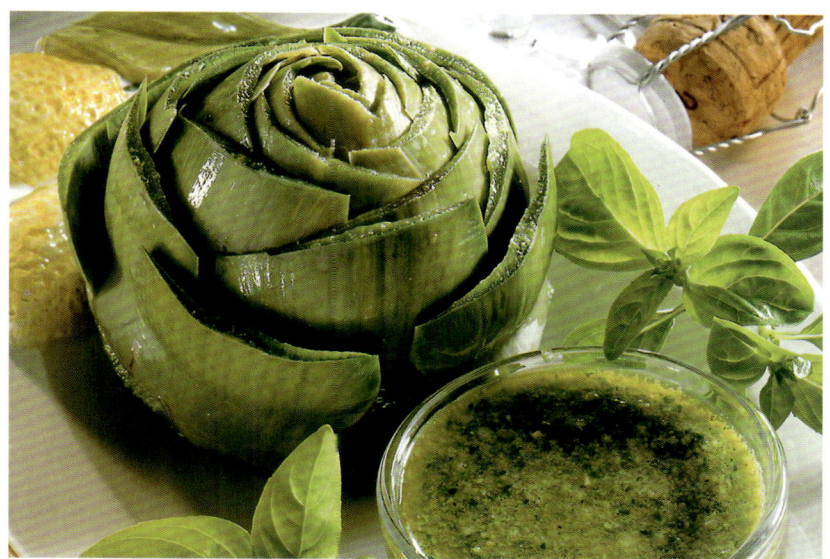

Getreidekörnern enthalten. Während die Zichorienwurzel bis zu 20 Gramm Inulin pro 100 Gramm enthalten, sind es bei Weizenkörnern lediglich ein bis vier Gramm. Aus gewonnenem Inulin wird mit Hilfe von Enzymen Oligofruktose hergestellt. Chemisch gesehen ist Inulin ein Fruktose-Polysaccharid, das aus Fruktoseketten mit bis zu 60 Fruktose-Einheiten besteht. Entsprechend kleiner ist das Oligofruktose-Fragment – international auch als Fructo-oligosaccharides (= FOS) bezeichnet. Oligofruktose ist eine kürzere Kette mit bis zu sieben Fruktose-Bausteinen. Doch egal ob kurz oder lang, beide Ketten sind von den menschlichen Verdauungsenzymen nicht aufspaltbar, so dass Inulin und Oligofruktose unverändert in den Dickdarm gelangen und dort das Wachstum der gesunden Darmbakterien stimulieren. Der bereits erwähnte Bifido-Aktivatoreffekt ist bei beiden Substanzen vergleichbar. Die längeren Fruktoseketten des Inulinmoleküls werden jedoch erwartungsgemäß langsamer von den Darmbakterien verstoffwechselt (fermentiert).

Inulin und Oligofruktose werden erst im Dickdarm bakteriell abgebaut

Inulin und Oligofruktose als Lebensmittelzutaten

Auch in der Lebensmittelindustrie finden Inulin und Oligofruktose Einsatz

Als geschmacksneutrale, »unsichtbare« Ballaststoffe können Inulin und Oligofruktose sehr vielen Lebensmitteln zugesetzt werden. Ernährungsphysiologisch dient Inulin hauptsächlich der Anreicherung mit Ballaststoffen und als Fettersatz – ohne dass der Geschmack darunter leidet. Inulinzugaben in fettarmen Milchprodukten und fettreduzierten Brotaufstrichen zeichnen sich durch ihre cremige und glatte Textur aus. Kurz: Benutzt man Inulin als Fettersatz, so verringert sich der Fett- und Energiegehalt der Nahrung bei gleichzeitiger Erhöhung des Ballaststoffanteils.

Oligofruktose ähnelt dem Geschmacksprofil von Zucker bei niedrigerer Süßungsintensität. Aus diesem Grund verstärkt sie insbesondere den Geschmack und das Aroma von Früchten. Oligofruktose ist sehr gut löslich und häufig, in Verbindung mit Süßstoffen, Bestandteil zuckerreduzierter Produkte – mit dem Zusatznutzen eines prebiotischen Ballaststoffs. Inulin und Oligofruktose werden sowohl in Diätlebensmitteln (Feingebäck auf Inulin-Basis oder Diabetikereis) als auch im modernen Segment Functional Foods (Lebensmittel mit gesundheitsförderndem Zusatznutzen) eingesetzt. Auf jeden Fall schließen sie die Ballaststofflücke unserer Alltagskost.

Ein heißer Tipp für Figurbewusste

Im Vergleich zu den verdaulichen Kohlenhydraten (Stärke und Zucker) mit vier Kilokalorien oder gar zu Fett mit neun Kilokalorien hat Oligofruktose nur einen Brennwert von 1,5 Kilokalorien und Inulin von einer Kilokalorie pro Gramm. Der niedrige Kaloriengehalt resultiert aus den bakteriellen Abbauprodukten, die vom Menschen noch in geringem Umfang energetisch genutzt werden können.

Im Blickpunkt der Forschung

Im Vordergrund steht verständlicherweise der günstige Einfluss auf das gesunde Bakteriengleichgewicht im Dickdarm. Neben diesem bifidogenen Effekt erhöht sich durch Inulin und Oligofruktose auch das Stuhlgewicht und damit die Stuhlfrequenz, so dass einer Stuhlverstopfung (Obstipation) vorgebeugt wird. Diabetiker können ebenfalls von den prebiotischen Ballaststoffen profitieren: Da sie nicht wie verdauliche Kohlenhydrate verwertet werden, bleiben der Blutzuckerspiegel und die Insulinausschüttung konstant. Inulin und Oligofruktose gelten aber nicht nur als ausgesprochen günstige Nahrungsbestandteile in der Diabetesdiät, sondern ganz allgemein im Rahmen einer gesundheitsfördernden Ernährung.

Inulin und Oligofruktose sind ausgesprochen günstige Nahrungsbestandteile einer Diabetesdiät und ganz allgemein einer gesundheitsfördernden Ernährung

Oligofruktose: der Kalzium-Promotor

Neuere Studien geben Anhaltspunkte dafür, dass Inulin und Oligofruktose die Aufnahme von Kalzium, Eisen und Magnesium aus der Nahrung fördern. Dieser Effekt ist besonders im Zusammenhang mit einer Osteoporoseprophylaxe, das heißt der Vorbeugung von Knochenschwund im Alter, bedeutsam. Eine Untersuchung mit Oligofruktose (15 Gramm pro Tag) zeigte bei Jugendlichen eine signifikant verbesserte Kalziumresorption. Und diese ist insofern wichtig, da Menschen in jungen Jahren eine Kalziumreserve aufbauen. Je höher die Knochendichte (= Maß für die Kalziumeinlagerung) in jungen Jahren ist, desto geringer ist das Osteoporoserisiko im Alter. Ein Zusatz dieser prebiotischen Ballaststoffe zu Milchprodukten könnte durch den Kalzium-Promotoreffekt die günstige Kalziumquelle Milch in ihrer Effizienz noch verbessern. Weitere mögliche Schutzwirkungen von Inulin und Oligofruktose in Bezug auf ein krebsprä-

Es wird vermutet, dass Oligofruktose die Aufnahme des wichtigsten Knochenbausteins Kalzium verbessert

Gesundheitsvorteile von Inulin und Oligofruktose

Ernährungsphysiologische Vorteile
- Ballaststoffanreicherung
- prebiotischer Effekt
- bifidogene Wirkung
- Reduzierung von Fettkalorien
- Zuckerreduzierung
- für Diabetiker geeignet

Technologische Vorteile
- Inhaltsstoffe natürlicher pflanzlicher Lebensmittel
- Verbesserung der Textur und Struktur von Lebensmitteln
- Geschmacksverbesserung
- Produktstabilisierung

ventives Potenzial und einen günstigen Einfluss auf den Fett-stoffwechsel werden zurzeit noch untersucht.

Traditionell wird dem Inulin aus der Topinambur-Knolle auch eine gewisse Sättigungswirkung zugeschrieben. Inulin soll im Darm dafür sorgen, dass andere Kohlenhydrate langsamer aufgenommen werden. In der Folge bleibt der Blutzucker länger auf einem konstanten Niveau, einem Heißhungergefühl wird vorgebeugt. Davon profitieren Diabetiker, Fitness- und Figur-

Comeback für Topinambur

Die inulinhaltigen Knollen der genügsamen Pflanze mit dem Namen Helianthus tuberosus (Erdartischocke oder Jerusalem-Artischocke) werden in der regionalen und Feinschmeckerküche wieder entdeckt. Die frischen Knollen erinnern an Artischocken und schmecken, wie Kartoffeln gegart, leicht süß bis nussartig. Sie lassen sich zu Suppen, Soßen, Eintöpfen oder Püree verarbeiten und im Gegensatz zur Kartoffel auch als Rohkost genießen.

bewusste gleichermaßen. Übrigens: Für den löslichen Ballaststoff Pektin aus Äpfeln wurde die Sättigungswirkung wissenschaftlich bestätigt.

Wieviel Inulin und Oligofruktose sind gesund?

Wer reichlich Gemüse und Vollkorn isst, nimmt deutlich mehr Inulin zu sich als der typische Fleischesser. Durchschnittlich verzehren wir bei normaler Kost pro Tag gut fünf Gramm davon. Den Inulinkonsum noch zu steigern gelingt am besten mit Inulin und Oligofruktose als Konzentrate oder Zusätze in Lebensmitteln. Jedes Gramm mehr Inulin oder Oligofruktose kommt den Bifido-Bakterien zugute (für diesen prebiotischen Effekt genügen zirka vier Gramm zusätzlich).

Höhere Inulindosierungen mit bis zu knapp 20 Gramm pro Tag werden im Zusammenhang mit den anderen möglichen gesundheitlichen Auswirkungen, etwa auf den Fettstoffwechsel und den Kalziumhaushalt, diskutiert. Eindeutige Ergebnisse dafür stehen noch aus.

Wie bei allen Ballaststoffen stellt sich auch bei Inulin und Oligofruktose die Frage nach der Verträglichkeit. Blähungen, Darmgeräusche, Druckgefühle und Krämpfe bis zu Veränderungen der Stuhlbeschaffenheit können, je nach individueller Ausprägung, toleriert oder als unakzeptabel bewertet werden. Bedenken Sie, dass der Darm auch an diese Prebiotika gewöhnt werden muss. Dies gilt umso mehr bei einer Umstellung von ballaststoffarmer Kost.

Grundsätzlich wird Inulin im Darm langsamer abgebaut als die kurzkettige Oligofruktose. Unempfindliche Personen tolerieren täglich 30 Gramm Inulin. Sensiblere Naturen sollten es bei zehn bis 20 Gramm belassen, um keine lästigen Darmreaktionen zu provozieren, während sehr sensible Menschen sich mit fünf bis

Je nach individueller Darmbeschaffenheit reagieren Menschen unterschiedlich auf die Prebiotika. Das gilt auch für Inulin und Oligofruktose

Resistente Stärke – Krankheitsprävention der Zukunft

Eine Arbeitsgruppe des Deutschen Instituts für Ernährungsforschung, Potsdam-Rehbrücke, untersucht derzeit die resistente Stärke und die Entwicklung von Präparaten mit resistener Stärke, die durch die Darmflora bevorzugt zu Butyrat abgebaut wird. Hintergrund der Studien ist, dass eine Anreicherung von Lebensmitteln mit entsprechend gut fermentierbarer resistenter Stärke vielversprechende Perspektiven für die Entwicklung von Functional Foods eröffnet. Viele Experten sehen in der positiven Beeinflussung der Darmökologie mit solchen Produkten ein präventives (und therapeutisches) Konzept mit Zukunft.

zehn Gramm Inulin pro Tag begnügen müssen. Aber selbst in diesem verhältnismäßig niedrigen Dosierungsbereich profitieren Sie bereits von den vorteilhaften Wirkungen auf die Darmflora.

Resistente Stärke – ein neuer Ballaststoff

Als resistente Stärke wird eine »unverdauliche« Stärke bezeichnet, die dadurch zum Ballaststoff wird

Ob Stärke für den Energiestoffwechsel genutzt wird oder den Darmbakterien als Nahrung zugute kommt, hängt von ihrer Verfügbarkeit und dem Ausmaß ihrer Abbaubarkeit im Dünndarm ab. Resistente Stärken leisten den Enzymen des Speichels und des Dünndarms, die diese langkettigen Kohlenhydrate aufspalten, Widerstand. Sie werden folglich nicht abgebaut und erreichen so den Dickdarm.

Erst dort werden sie von der Mikroflora zu kurzkettigen Fettsäuren verstoffwechselt. Bei dieser Fermentation bilden sich überwiegend Buttersäure (Butyrat), Propionsäure (Propionat) und Essigsäure (Acetat).

Mit Buttersäure kann man sich – entgegen ihrem Namen – aus dem täglichen Fettverzehr übrigens nicht versorgen. Sie entsteht im Darm durch bakterielle Umsetzung.

Butyrat: Aufbaukost für die Darmschleimhaut

Besonders dem Butyrat (Buttersäure) werden positive Effekte auf die Darmschleimhaut nachgesagt. Buttersäure versorgt die normalen gesunden Zellen der Dickdarmschleimhaut mit Energie. Untersuchungen zufolge hemmt Butyrat außerdem entartete Schleimhautzellen (Krebszellen) im Wachstum, da es von diesen Zellen nicht als Energielieferant verwendet werden kann. Die Bedeutung und Beteiligung von Butyrat bei der Prävention und Therapie von Dickdarmkrebs und Colitis ulcerosa, einer chronisch entzündlichen Erkrankung der Dickdarmschleimhaut, ist somit ein hoch aktuelles Thema.

Da je nach Art der verzehrten resistenten Stärke ein unterschiedliches Fettsäuremuster im Dickdarm entsteht, kommt es darauf an herauszufinden, welche Stärkeart anteilsmäßig besonders viel Butyrat bildet. In diesem Zusammenhang wird auch angenommen, dass andere kurzkettige Fettsäuren wie Acetat und Propionat einige der positiven Wirkungen des Butyrats behindern.

Die kurzkettige Fettsäure Butyrat ist ein vorzüglicher Energielieferant für die Darmzellen und ein Schutzstoff für die Darmschleimhaut

Tipp: Nutzen Sie die ganze Palette der Ballaststoffe

Ernährungswissenschaftler raten wegen der verschiedenen ernährungsphysiologischen Eigenschaften von Ballaststoffen zu einer abwechslungsreichen Ernährung mit viel Vollkornprodukten, Gemüse, Hülsenfrüchten, Kartoffeln und Obst. Prebiotische Ballaststoffe können als Lebensmittelzutaten gezielt zur Gesundheitsförderung eingesetzt werden und helfen, die tägliche Ballaststofflücke auf angenehme Weise zu schließen.

Woher stammt resistente Stärke?

Bei den derzeit laufenden Studien steht die resistente Stärke, die bei der Verarbeitung stärkereicher Lebensmittel entsteht, im Mittelpunkt. Wenn wir Kartoffeln kochen oder aus Getreide Brot backen, dient dies in erster Linie der besseren Verdaulichkeit. Die Stärke verkleistert. Wenn sich nun bei der Verarbeitung und den anschließenden Reaktionen ein bestimmter Anteil der verkleisterten Stärke wieder in den ursprünglichen Zustand zurückverwandelt, wird dieser (relativ geringe) Prozentsatz wieder unverdaulich, sprich resistent gegenüber den menschlichen Verdauungsenzymen. Das geschieht beispielsweise bei gekochten und dann abgekühlten Kartoffeln sowie bei altbackenem Brot. Fachleute bezeichnen diese Veränderung der verkleisterten Stärke als Retrogradation. Die an die Verarbeitung anschließende Kühlung oder Lagerung führt zu einer teilweisen Rückumwandlung in resistente Stärke. Wer mehr resistente Stärke auf seinen Speiseplan bringen möchte, sollte deshalb ruhig gelegentlich gekochte Kartoffeln, Nudeln oder andere Getreidegerichte wieder aufwärmen. Bratkartoffeln, Nudelsalate oder gebackene Nudeln und Aufläufe sind schmackhafte Gerichte, die auch den nützlichen Darmbakterien zugute kommen. Resistente Stärke ist außerdem in gekochten Erbsen, Linsen und Bohnen enthalten.

Bratkartoffeln oder Nudelaufläufe sind praktische Beispiele dafür, den Darm mit resistenter Stärke zu versorgen

Tipp: Bringen Sie Sojabohnen auf den Tisch

Sojabohnen liefern neben resistenter Stärke so genannte Sojabohnen-Oligosaccharide, die mit der Oligofruktose vergleichbar sind und ähnlich prebiotisch wirken. Unterstützen Sie die Bildung gesundheitsfördernder Milchsäurebakterien im Darm mit Sojaprodukten auf dem Speiseplan wie Tofu (quarkähnliches Sojaprodukt), Yofu (joghurtähnliches Sojaprodukt), Miso (Sojapaste), Sojasoße, Sojadesserts und Sojabohnenkeimlingen.

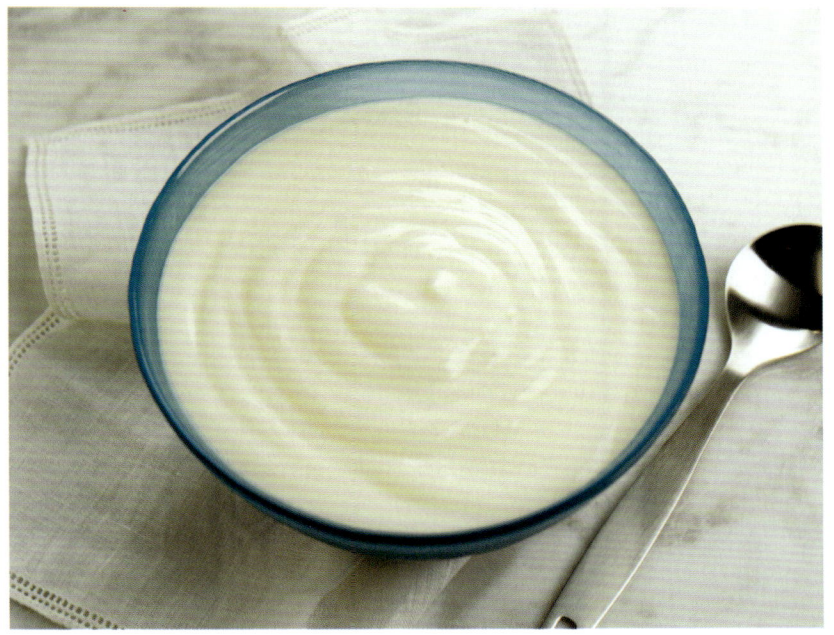

Bakterien für die Gesundheit: probiotische Lebendkeime

Probiotische Joghurts haben unsere Kühlschränke erobert. Die Werbeaussagen sind vielversprechend und doch (aus rechtlichen Gründen) auch allgemein gehalten: Probiotische Milchprodukte sollen die Zusammensetzung der Darmflora günstig beeinflussen, die Gesundheit fördern, insbesondere die natürlichen Abwehrkräfte unterstützen und das allgemeine Wohlbefinden steigern.

Wissenschaftler beschreiben das Besondere an den neuen Kulturen folgendermaßen: Probiotika sind definierte lebende Mikroorganismen, die nach dem Verzehr auch lebend in den Darm gelangen und dort – falls sie ausreichend gegessen wer-

Probiotika weisen lebende Keime auf, besiedeln den Darm mit Bakterien und beeinflussen so indirekt den gesamten Organismus positiv

den – gesundheitsfördernde Effekte entfalten, die über das Maß der grundgebenden ernährungsphysiologischen Eigenschaften (etwa des Lebensmittels, dem sie zugesetzt werden) hinausgehen. Probiotika können als Lebensmittelbestandteile oder in getrockneter Form in Präparaten aufgenommen werden. So lautet sinngemäß eine Definition, die auf einem von der Europäischen Union in Brüssel im Herbst 1995 initiierten Expertentreffen erarbeitet wurde.

Es liegt auf der Hand, fermentierte Milchprodukte wie Sauermilcherzeugnisse als Transportmittel für den gesundheitlichen Zusatznutzen, den die probiotischen Kulturen für sich beanspruchen, einzusetzen. Milchsaure Produkte weisen von Natur aus eine Keimbesiedlung auf und werden grundsätzlich ernährungsphysiologisch günstig beurteilt. Die eingesetzten Milchsäurebakterienstämme führen zu bekömmlichen und schmackhaften, wenig nachsäuernden, milden Produkten.

Milchsäurebakterien – nützliche Helfer des Menschen

Milchsäurebak-terien lassen Joghurt, Quark und Käse reifen (Fermenta-tion) und verleihen diesen ihren typischen Geschmack

Milchsäurebakterien wandeln durch Vergärung bestimmte Zuckerarten, insbesondere Milchzucker (Laktose), in organische Säuren wie Milchsäure um. Sie sind beim Reifungsprozess vieler Lebensmittel beteiligt und verleihen diesen ihre typischen Eigenschaften wie Haltbarkeit, Geschmack und Bekömmlichkeit. Joghurt, Kefir, Dickmilch, Quark, Käse, Sauerrahmbutter, Sauerkraut, Salzgurken, Rohwürste, Sauerteigbrot und selbst Bier und Wein werden mit ihrer Hilfe erzeugt.

Die Gruppe der Milchsäurebakterien umfasst viele Arten, deren Verwandtschaftsgrade voneinander abweichen. Im Hinblick auf ihren Einsatz in Lebensmitteln, ihr Vorkommen und ihre Eigenschaften im Körper werden dabei die klassischen Milchsäurebakterien und diesen verwandte Mikroorganismen unterschieden.

Die klassischen Milchsäurebakterien im Joghurt

Die Bezeichnung »Joghurt« ist in den meisten Ländern von der Gesetzgebung an eine bestimmte Bakterienflora gebunden: Streptococcus thermophilus und Lactobacillus bulgaricus. Diese Keime gehören nicht zur normalen Darmflora des Menschen. Mit der Nahrung aufgenommen überleben sie die Magenpassage kaum. Ihre Stoffwechselprodukte – wie die Milchsäure und das Enzym Laktase – wirken sich jedoch positiv auf die Verdauungsvorgänge aus (siehe Seite 42).

Weitere (probiotische) Kulturen

Anstelle von Lactobacillus bulgaricus werden bei der Herstellung von fermentierten Milcherzeugnissen auch andere Lactobazillen eingesetzt. Dabei entstehen mildere Produkte mit einer geringeren Nachsäuerungsaktivität sowie einem höheren Anteil an L(+)-Milchsäure (siehe Seite 37). Im Wesentlichen handelt es sich dabei um Lactobacillus acidophilus und Lactobacillus casei. Beide Bakterienstämme sind auch in der normalen menschlichen Darmflora vertreten und besitzen daher von Natur aus eine gute Widerstandsfähigkeit gegenüber der Magensäure.
Bei der Erzeugung von fermentierten Milchprodukten werden außerdem Bifido-Bakterien verwendet, die zu den bekannten Gesundheitsförderern im Darms zählen. Mit der Nahrung aufgenommen erreichen bis zu 30 Prozent lebend den Darm. Damit erfüllen diese Lactobazillen und Bifido-Bakterien bereits ein wesentliches Kriterium für die Klassifizierung als Probiotika (siehe Seite 66). In diesem Zusammenhang muss an den Vorteil von prebiotischen Ballaststoffen erinnert werden. Als Bifido-Aktivatoren (siehe Seite 51) sorgen sie für die optimale Ernährung der bereits angesiedelten Bifido-Bakterien im Dickdarm.

Milchsauer vergorene Lebensmittel können von vielen Menschen besser verdaut werden

Mindestkeimzahl und Überleben der Magen-Darm-Passage sind die Hauptkriterien für die Klassifizierung als probiotische Milchsäurebakterien

Für ausdrücklich so bezeichnete probiotische Joghurtprodukte werden hauptsächlich nach speziellen Kriterien ausgewählte Bakterienstämme der Lactobacillus-acidophilus- und Lactobacillus-casei-Gruppe sowie Bifido-Bakterien in Reinkultur oder Kombination mit anderen Spezies verarbeitet. Das Vorgehen dabei ist folgendes: In technologischen Verfahren werden Bakterien physiologischen Ursprungs, wie sie natürlicherweise auch im menschlichen Darm vorkommen, selektiert, an das Wachstum in der Milch angepasst und gezüchtet. Wenn wir solche Milchprodukte essen, können diese Keime dann – vorausgesetzt sie weisen eine dafür erforderliche Mindestkeimzahl auf und überleben die Magen-Darm-Passage – die Darmflora (vorübergehend) besiedeln. Die Fähigkeit der Lebendkeime, den unteren Dünndarm und Dickdarm in genügend hoher Zahl unbeschadet zu erreichen, soll mit einer möglichst hohen Anheftung an der Darmwand verbunden sein, so die Forscher. Dadurch wird die für Probiotika charakteristische Sperrwirkung gegen unerwünschte Bakterien erreicht.

Ein probiotischer Stamm zeichnet sich dadurch aus, dass er die Ansiedlung potenziell krank machender Keime an den Darmzellen beim Menschen stark zu hemmen vermag. Damit folgte nach der zweiten Generation von milden Joghurts eine Neuheit

Auf die Vorsilbe kommt es an: pre oder pro

Prebiotische Ballaststoffe stimulieren das Wachstum der bereits angesiedelten nützlichen Darmbakterien (Bifido-Bakterien), während probiotische Bakterienkulturen von außen diese gesundheitsfördernden Mikroorganismen hinzusteuern. Es liegt nahe, die gesunden Pluspunkte beider in einem Lebensmittel zu vereinen (zum so genannten synbiotischen Effekt mehr ab Seite 75).

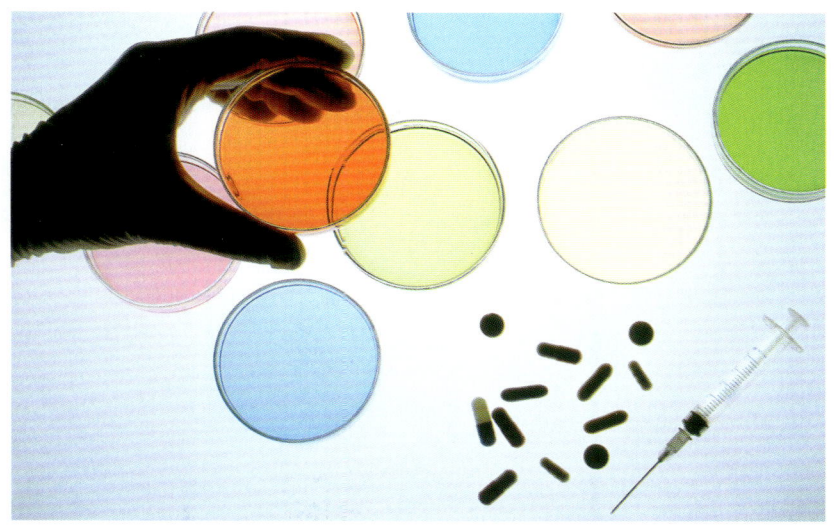

Für probioti-
sche Joghurt-
kulturen wer-
den bestimmte
Bakterienstäm-
me ausgewählt
und gezüchtet

bei den Milchprodukten mit einem besonderen gesundheitlichen Zusatznutzen. So genannte milde Joghurts mit den Mar-
kennamen »Bioghurt«, »Biogarde« und »Sanoghurt« werben
mit einem hohen Anteil an rechtsdrehender Milchsäure. Der
Unterschied zwischen diesen und probiotischen Milchprodukten besteht darin, dass bei Probiotika die Milchsäurebakterien
nicht nur zur Herstellung oder aus Geschmacksgründen einge-

Tipp: Regelmäßig verzehren

Da sich deren Bakterien nicht dauerhaft im Ökosystem im Darm ansiedeln,
sollten probiotische Produkte regelmäßig, idealerweise täglich verzehrt
werden. Die erwünschten hohen Zahlen der von außen zugeführten probiotischen Keimgruppen im Darmtrakt können nämlich nur bei konstanter
Zufuhr in größeren Mengen aufrechterhalten werden. Wird die Aufnahme
unterbrochen, sinkt auch die Besiedlungsdichte im menschlichen Darm
wieder. Beherzigen Sie als Richtlinie einfach: Jeden Tag ein Becher.

Wichtige Kriterien für probiotische Bakterienstämme

Für die Zuordnung der Bakterienstämme zu den Probiotika gelten folgende Kriterien:
- Sie kommen in der menschlichen Darmflora von Natur aus vor.
- Sie bleiben bei der Herstellung und Lagerung weitgehend erhalten.
- Unabdingbar ist, dass sie eine hohe Überlebensrate im Magen-Darm-Trakt aufweisen.
- Sie dürfen keine schädlichen Nebenwirkungen entfalten.
- Sie wirken nachweislich gesundheitsfördernd, wobei letzteres stets stammspezifisch ist.

Probiotische Kulturen fördern gezielt die Darmflora

setzt werden – sondern eben auch zur gezielten Förderung der Darmflora. Neu ist auch die konsequente Erforschung und wissenschaftliche Dokumentation der Wirkungen probiotischer Bakterienstämme. Ziel dieser Studien ist es, die probiotischen Kulturen im Hinblick auf ihre gesundheitsfördernden Eigenschaften zu optimieren und aus dem breiten Spektrum – vor allem der Milchsäurebakterien – zu selektieren. Dabei muss der probiotische Keim in Milch bei Zugabe vor und/oder nach der Fermentation wachsen oder zumindest überleben können.

Das macht Bifido-Bakterien so gesund

Bifido-Bakterien kommen im Wesentlichen in der Darmflora von Mensch und Tier vor. Der Verwandtschaftsgrad der Bifido- zu den übrigen Milchsäurebakterien ist gering. Doch die Beobachtung, dass gestillte Säuglinge mit entsprechend hoher Bifido-Besiedlung weniger anfällig für Beschwerden im Darmtrakt und Darminfektionen sind, hat dazu geführt, deren Bedeutung auch für den Erwachsenen zu entschlüsseln.

Bifido-Bakterien im Darm – sie gelten als so genannte erwünschte Leitkeime des Dickdarms – können bildlich mit einem lebenden Schutzwall gegen unerwünschte Keime verglichen werden. Es wird angenommen, dass ihre besondere Fähigkeit, neben Milchsäure auch Essigsäure zu bilden, das Wachstum anderer Bakterien hemmt. Wahrscheinlich ist auch, dass säureproduzierende Keime wie Bifido-Kulturen die Neigung zu Durchfallerkrankungen mindern. Die Erklärung dafür ist, dass das Absinken des pH-Wertes in den sauren Bereich den Schutzwalleffekt der vorherrschenden physiologischen Darmflora gegenüber möglicherweise toxischen Bakterien verstärkt.

Es ist schon lange bekannt, dass das Darmmilieu ganz einfach durch eine Ansäuerung des Darminhalts mit Milchsäure normalisiert werden kann. Die Milchsäure verursacht das notwendige saure Milieu im Darm, in dem sich wiederum die Bifido-Bakterien und Lactobazillen wohl fühlen. So kann ein Überwuchern mit Kolikeimen verhindert und ein potenziell krank machendes Keimspektrum in Schach gehalten werden. Zum Thema Milchzucker und seine Funktion als ideales Nährmedium für körpereigene Darmbakterien erfahren Sie mehr auf Seite 28.

Weiteres gesundheitsschützendes Potenzial entfalten Bifido-Bakterien in der Krebsprophylaxe. Dass die Ernährung die Zusammensetzung der Darmflora beeinflusst, darüber haben Sie auf den letzten Seiten einiges erfahren. Dass die Ernährung beziehungsweise eine gesunde Darmflora im Zusammenhang mit dem Krebsrisiko stehen, ist die Weiterführung des gleichen Gedankens.

Gestützt wird diese These durch die Beobachtung, dass die Zahl günstiger Mikroorganismen im Darm (zum Beispiel Bifido-Bakterien) bei Vegetariern erhöht ist, während bestimmte Anaerobier (zum Beispiel Clostridien und Bacteroides), die unter ande-

Der pH-Wert ist ein Maßstab dafür, ob eine Substanz sauer, neutral oder basisch reagiert; pH-Werte von 1 bis 6,5 liegen im sauren Bereich

Es wird vermutet, dass unerhitzte fermentierte Nahrungsmittel wie Joghurt oder Sauerkraut das Risiko für Darmkrebs senken

rem für die Bildung krebsauslösender Substanzen im Darm verantwortlich gemacht werden, seltener auftreten. Untersuchungsgegenstand verschiedener weiterer Studien ist, ob und wie bestimmte Bifido-Bakterien und Lactobazillen zur Senkung erhöhter Cholesterinwerte beitragen können. Dabei werden derzeit zwei Möglichkeiten diskutiert: durch eine Verminderung der Cholesterinaufnahme oder durch einen erhöhten Austrag von Cholesterin- und Gallensäuren durch die Bakterien aus dem Darm (siehe auch Seite 74).

Hinterfragen Sie allzu einfache Schlussfolgerungen

Die angeführten Wirkungen der Bifido-Bakterien und Lactobazillen sind – insbesondere bei der Krebsverhütung und der Regulierung des Cholesterinspiegels – nicht als Ergebnis einer Einzelmaßnahme zu verstehen. Gerade am Beispiel der Präven-

Gesundheitsfördernde Effekte der Bifido-Bakterien

1. Umwandlung von Zucker in Milch- und Essigsäure mit der Folge einer pH-Wert-Absenkung im Dickdarm;
2. Wachstumshemmung einer Reihe von potenziell krankheitserregenden Keimen;
3. Regeneration der Darmflora nach Antibiotikatherapie;
4. Beeinflussung, Unterstützung und Stimulierung wichtiger Mechanismen der natürlichen Immunabwehr;
5. Verbesserung der Kalziumverfügbarkeit;
6. geringere Bildung von krebsauslösenden Substanzen im Darm;
7. eventuell Senkung der Cholesterinkonzentration im Blutserum.

tion von Krebserkrankungen ist das Zusammenwirken vieler Einzelfaktoren innerhalb der Ernährung ausschlaggebend. Als Nahrungssubstanzen mit krebsvorbeugendem Potenzial gelten Ballaststoffe, antioxidative Vitamine und bioaktive sekundäre Pflanzenstoffe sowie Milchsäurebakterien in fermentierten Lebensmitteln – allerdings nicht isoliert verabreicht, sondern im abgestimmten Zusammenspiel einer ausgewogenen lakto-vegetabilen Kost. Gleichzeitig sollte die Gesamtfettaufnahme im Auge behalten werden. Und davon profitiert bekanntlich eben-so die Herz-Kreislauf-Gesundheit.

Der richtige Bakterienstamm entscheidet

Die Hersteller von probiotischen Milchprodukten verwenden größtenteils Lactobazillen aus der Gruppe Lactobacillus acido-philus und Lactobacillus casei. Die probiotischen Stämme für den menschlichen Verzehr sollen, wie bereits ausgeführt, im gesunden menschlichen Darm angesiedelt sein, im Labor ge-züchtet, an Menschen erprobt und dann den probiotischen Lebensmitteln zugesetzt werden. Der Hintergrund dafür ist die Annahme, dass Keime, die von Natur aus in der menschlichen Darmflora vorkommen, auch am besten an das Ökosystem im Darm angepasst sind. Fachleute vertreten sogar die Auffassung, dass Lactobacillus acidcphilus der so genannte Leitkeim im unteren Dünndarm sei.

Wesentliches Unterscheidungskriterium und Erfolgsgeheimnis der unterschiedlichen Produkte ist, bei den probiotischen Bak-terien im Hinblick auf ihr gesundheitsförderndes Potenzial die richtige Wahl zu treffen. Innerhalb einer Gattung oder Art (Spe-zies) von Bakterien gibt es nämlich einzelne Stämme mit durch-aus unterschiedlichen Eigenschaften, wie die folgende Abbil-dung zeigt.

Milchsäurebak-terien haben nicht automa-tisch die glei-che Aktivität. Nur die so genannten Superstämme entfalten die beschriebenen gesundheits-fördernden Wirkungen

Bakterienfamilien gliedern sich in viele verschiedene Spezies und Stämme auf, von denen nur einige die Voraussetzungen für ein Probiotikum erfüllen

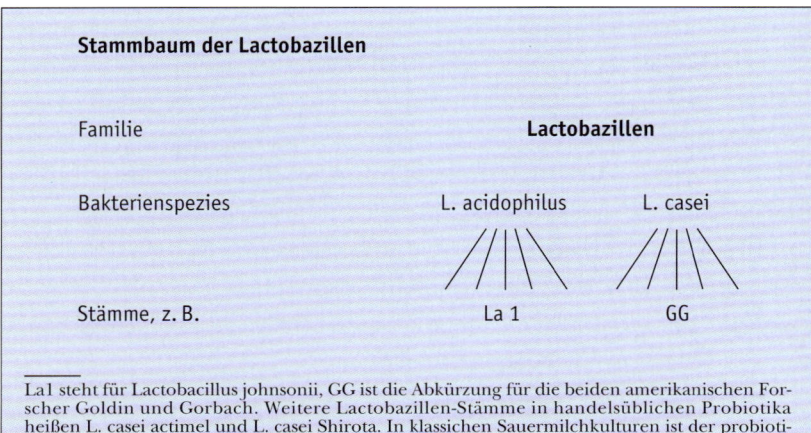

Stammbaum der Lactobazillen

Familie	**Lactobazillen**	
Bakterienspezies	L. acidophilus	L. casei
Stämme, z. B.	La 1	GG

La1 steht für Lactobacillus johnsonii, GG ist die Abkürzung für die beiden amerikanischen Forscher Goldin und Gorbach. Weitere Lactobazillen-Stämme in handelsüblichen Probiotika heißen L. casei actimel und L. casei Shirota. In klassischen Sauermilchkulturen ist der probiotische Stamm Lactobacillus lactis enthalten.

Allein bei der Lactobacillus-acidophilus-Gruppe sind an die 200 verschiedene Stämme bekannt. Aber nur wenige davon erfüllen alle Voraussetzungen, die ein optimales Probiotikum ausmachen. Im Amerikanischen wird daher gern von Superstämmen gesprochen, die zum Beispiel ausgezeichnete Abwehreigenschaften gegenüber krank machenden Keimen haben.

In jeder Gruppe (Spezies) gibt es solche Superstämme. Die bloße Namenserwähnung Lactobacillus acidophilus, beispielsweise auf probiotischen Präparaten, sagt also noch nicht viel über die Qualität aus, denn eine gesundheitliche Bewertung ist streng genommen immer nur für einen bestimmten definierten Stamm möglich. Die richtige Selektion (Auswahl) der jeweils besten Stämme im Hinblick auf die erwünschte biologische Aktivität setzt eine intensive Forschung und Zusammenarbeit von Produktentwicklern der Lebensmittelindustrie und Wissenschaftlern an Hochschulen und Universitäten voraus. Worauf es hierbei ankommt und warum ganz bestimmte Voraussetzungen erfüllt sein müssen, soll deshalb noch einmal etwas ausführlicher erläutert und begründet werden. Schließlich kann man nur so den unterschiedlichen Anspruch beispielsweise von einem herkömmlichen Joghurt und einem probiotischen Produkt verstehen.

Das erste unabdingbare Selektionskriterium – neben der Abstammung der probiotischen Lebendkeime aus der menschlichen Darmflora – ist das Überleben des Stammes während der Magen-Darm-Passage zu einem genügend hohen Prozentsatz, günstigstenfalls bis zu 40 Prozent. Die zugeführten probiotischen Lactobazillen müssen also weitgehend widerstandsfähig gegen Magensäure und Gallensalze sein, um überhaupt aktiv in den Darm zu gelangen und dort ihre probiotische Aktivität entfalten zu können. Es versteht sich von selbst, dass die probiotischen Bakterien nicht giftig sein oder Krankheiten verursachen dürfen. Lactobazillen und Bifido-Bakterien gelten generell als sicher. Was Wissenschaftler als weitere Voraussetzung für eine positive Wirkung der Probiotika ansehen, wird mit Adhäsionsvermögen an der Darmwand bezeichnet. Vereinfacht heißt das: Die probiotischen Stämme besetzen (kurzfristig) die Oberfläche der Darmzellen und verrichten so ihre nützliche Abwehrarbeit.

Nur Lebendkeime, die die Magen-Darm-Passage unbeschadet passieren, entfalten ein gesundheitsförderndes Potenzial

Die Waffen der biologischen Verteidigungslinie

Die Darmflora ist die erste Verteidigungslinie des Körpers gegenüber einer Vielzahl von Krankheitserregern. Dabei spielt die bereits angesprochene Rivalität der Bakterien um einen Platz an der Darmoberfläche eine Rolle. Probiotische Lebendkeime verdrängen konkurrierende Keime von den Bindungsorten an den Zellen, verhindern somit, dass sich übermäßig viele Fremdkeime im Darm einnisten. Diesen Schutzwalleffekt des bakteriellen Biofilms auf der Oberfläche der Darmschleimhaut können sowohl Bifido-Bakterien als auch ausgewählte Lactobazillen ausmachen. Insgesamt kommt es so zu einer lokalen Ver-

Typisch für probiotische Bakterien ist der Schutzwalleffekt gegen Fremdkeime

drängung von schädlichen Bakterien wie etwa Salmonellen und Escherichia coli. Folge davon ist, dass die gesunden Keime die Oberhand behalten – was wiederum eine wesentliche Voraussetzung zur Gesunderhaltung des gesamten Körpers darstellt.

Einige Stämme der nützlichen Darmbakterien produzieren hochwirksame Abwehrstoffe gegen unerwünschte Mikroorganismen. Einmal sind es die Säuren, die den pH-Wert so weit herabsetzen, dass Fäulnisbakterien kaum noch Wachstumschancen haben. Zum anderen werden Stoffwechselprodukte ausgeschieden, die antibakteriell gegen Schadkeime wirken. Diese natürlichen Antibiotika heißen Bacteriocine und werden je nach Bakterienart Bifidin, Reuterin, Acidophilin usw. genannt. Sie drängen das Wachstum potenzieller schädlicher Bakterien und Pilze im Darm zurück. Verständlicherweise kommt dieser Schutzwirkung bei Magen-Darm-Infekten eine besondere Bedeutung zu.

Die Wirkung von Probiotika auf die Funktion und Aktivität der Immunabwehr

Es besteht kein Zweifel daran, dass Milchsäurebakterien die Immunabwehr unterstützen

Es ist unbestritten, dass bestimmte Milchsäurebakterien das Immunsystem positiv beeinflussen können. Dies geschieht über den Kontakt mit dem lymphatischen Gewebe im Darm (siehe Seite 22). Dabei sollen Probiotika sowohl die unspezifische (Phagozytose) als auch die spezifische (Antikörperbildung) Immunreaktion verbessern. Durch die Aktivierung der Makrophagen (Fresszellen) kommt es zu einer gesteigerten Phagozytoseaktivität, das heißt der Fähigkeit von körpereigenen Zellen, Fremdkörper auszuschalten. Eine wissenschaftliche Studie zeigte darüber hinaus, dass der regelmäßige Verzehr eines probiotischen Milchprodukts mit einem definierten Lactobacillus-acidophilus-Stamm die Bildung des Antikörpers Immunglobulins (IgA) steigert – mit der Folge, dass die Abwehrkräfte des Immunsystems gestärkt werden. Die Aktivierung der Immunantwort des Körpers durch Milchsäurebakterien und ihre Bedeutung für die menschliche Gesundheit ist ein weiterer Mosaikstein in der (noch nicht abgeschlossenen) Erforschung der Wirkungen von Probiotika. Diskutiert wird etwa ein krebsvorbeugender Effekt. Allerdings sind längst noch nicht alle Mechanismen bekannt, welche die Beeinflussung des Immunsystems beim Menschen erklären könnten. Auch in diesem Bereich gilt, dass Ergebnisse aus Tierversuchen nicht ohne weiteres auf den Menschen übertragen werden können, genauso wenig wie eine Verallgemeinerung von stammspezifischen Wirkmechanismen generell möglich ist. Offensichtlich sind aber Milchsäurebakterien in der Lage, die Aktivität bestimmter Enzyme herabzusetzen, die bei der Umwandlung von Krebsvorstufen in krebsauslösende Substanzen beteiligt sind. Die Verringerung bestimmter bakterieller Enzyme im Darm (beispielsweise der Nitroreduktase und Azoreduktase) senkt wiederum das Risiko für Dickdarmkrebs. In Stuhlproben von Bevölkerungsgruppen, bei denen niedrige Darmkrebsraten anzutreffen sind (etwa von Japanern), finden sich dafür mehr Lactobazillen, eine Untergruppe der Milchsäurebakterien. Ein weiterer Krebsschutzeffekt ergibt sich aus der verminderten

Eine »Immunkost« sollte immer die ganze Palette der Fitmacher in Lebensmitteln nutzen

Tipp: Essen Sie sich fit

Essen, das die Abwehrkräfte stärkt, sollte folgende Fitmacher für das Immunsystem enthalten: Vitamin C, Zink, bioaktive Pflanzenstoffe, Pre- und Probiotika sowie eine Palette biologisch hochwertiger Eiweiße. Pflanzenkost, ergänzt mit Fisch und fettarmen Milchprodukten, ist genau das Richtige. Bedenken Sie: Nur die Nahrung als ganzes – und nicht Einzelkomponenten – entscheidet über Gesundheit und umgekehrt über die Entstehung von Krankheiten beziehungsweise deren Vorsorge.

Umwandlungsrate von primären zu sekundären Gallensäuren durch Lactobacillus acidophilus. Bei fettreicher Ernährung gelangen vermehrt primäre Gallensäuren, die zur Fettverdauung benötigt werden, in den Dickdarm. Unter dem Einfluss von bakteriell gebildeten Enzymen werden sie dort in die sekundäre Form umgewandelt, und diese ist an der Dickdarmkrebsentstehung mitbeteiligt. Lactobazillen hemmen durch die bereits erwähnte pH-Wert-Absenkung die Bildung dieser Enzyme. Eine Kost, die reich an Ballaststoffen und Lactobazillen ist, beschleunigt außerdem die Ausscheidung der Gallensäuren. Es wird sogar vermutet, dass bestimmte Lactobazillen-Stämme der Nitrosaminbildung Nitrit entziehen. Nitrosamine gelten als stark krebserzeugend (kanzerogen) und können sich sowohl in Lebensmitteln als auch im Körper durch Reaktion von Nitrat beziehungsweise Nitrit mit Aminen (aus Eiweißstoffen) bilden.

Eine weitere Facette im Zusammenhang von Krebs, Ernährung und Darmflora ist das aktuelle Thema Phytoöstrogene. Diese zählen zu den sekundären Pflanzeninhaltsstoffen in Soja, Leinsamen und Roggen. Hauptvertreter dieser Substanzgruppe sind Lignane und Isoflavonoide. Sie haben selbst eine geringe hormonelle Wirkung, werden jedoch erst durch die Bakterien der Darmflora zu den eigentlichen Wirksubstanzen umgewandelt. Es wird angenommen, dass sie der Entstehung von Prostata- und Brustkrebs vorbeugen.

Die Mechanismen, die zu einem Krebsschutz führen, sind noch nicht im Detail geklärt

In der Diskussion – Ballaststoffe und Dickdarmkrebs

Einiges Aufsehen erregte eine amerikanische Studie, in der bei Krankenschwestern deren Ballaststoffaufnahme und die Entstehung von Dickdarmkrebs ausgewertet wurde. Die Ergebnisse der so genannten Nurses' Health Study zeigten angeblich keinen Zusammenhang zwischen der Ballaststoffaufnahme und dem Darmkrebsrisiko der Studienteilnehmerinnen. Die Deutsche Gesellschaft für Ernährung (DGE) bewertet in ihrem Fachinformationsdienst (info 3/99) die Aussagen folgendermaßen: Die Ergebnisse der Nurses' Health Study beweisen nicht, dass Ballaststoffe nicht doch vor Dickdarmkrebs schützen. Der Grund: Zur Vorbeugung von Dickdarmkrebs empfiehlt die DGE täglich mindestens 30 g Ballaststoffe pro Tag. In der Nurses' Health Study nahmen die Studienteilnehmerinnen mit dem höchsten Ballaststoffverzehr durchschnittlich lediglich 25 g Ballaststoffe pro Tag auf. Diese Mengen sind für einen ausreichend schützenden Effekt zu niedrig. Daneben wird bemängelt, dass im Studienaufbau einige weitere Faktoren der Entstehung von Dickdarmkrebs nicht ausreichend berücksichtigt wurden.

In der Tat, die Nurses' Health Study widerspricht einer Vielzahl anderer Untersuchungen. Deren Befunde weisen darauf hin, dass den Ballaststoffen neben anderen Ernährungspunkten wie maßvoller Fettverzehr, Beta-Carotin, Selen und Kalzium eine wesentliche Bedeutung bei der Dickdarmkrebs-Prävention zukommt. Ballaststoffe beugen zudem erwiesenermaßen Stuhlverstopfung vor und entfalten einen positiven Effekt auf den Cholesterinspiegel. Eine ballaststoffarme Ernährung wird im Gegenzug mit einer höheren Rate an Gallensteinen und Hämorrhoiden in Verbindung gebracht.

Eine Reihe von epidemiologischen Studien zeigt, dass ein niedriger Verzehr von Ballaststoffen mit einer hohen Verbreitung (Inzidenz) von Dickdarmkrebs einhergeht

Pre- und Probiotika – perfektes synbiotisches Zusammenspiel

Bei der Diskussion um die gesundheitlichen Pluspunkte der Pre- und Probiotika ist es naheliegend, das eine mit dem anderen verbinden zu wollen, etwa probiotische Lebensmittel mit prebiotischen Ballaststoffen (zum Beispiel Oligofruktose und Inulin) anzureichern. Die Kombination aus pre- und probiotischen Zusätzen soll die beschriebenen Vorteile beider in einem Lebensmittel vereinigen. Schlagwort für diese Produkte ist »Synbiotika«. Wie Sie bereits gehört haben, entfalten probiotische Lebensmittel ihren Gesundheitsnutzen durch von außen (exogen) zugeführte Lebendkeime, während Prebiotika auf die Wachstumsförderung körpereigener Bakterienkulturen von innen heraus (endogen) setzen. In der synergistischen Kombination geht es

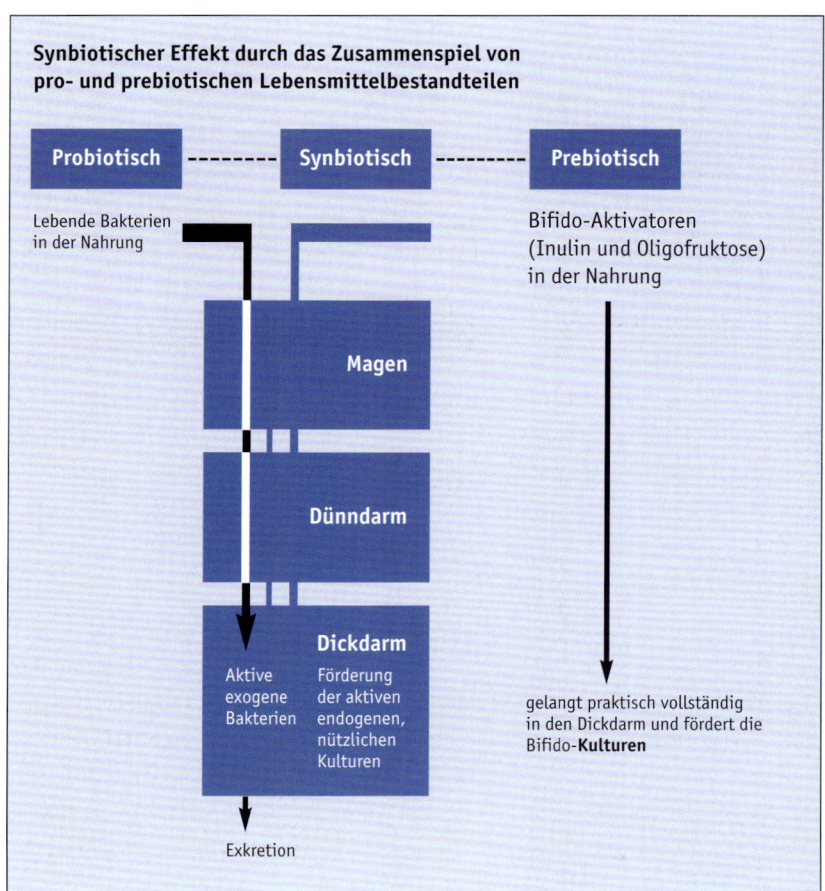

Synbiotischer Effekt durch das Zusammenspiel von pro- und prebiotischen Lebensmittelbestandteilen

Probiotisch --------- Synbiotisch --------- Prebiotisch

Lebende Bakterien in der Nahrung

Bifido-Aktivatoren (Inulin und Oligofruktose) in der Nahrung

Magen

Dünndarm

Dickdarm

Aktive exogene Bakterien

Förderung der aktiven endogenen, nützlichen Kulturen

gelangt praktisch vollständig in den Dickdarm und fördert die Bifido-**Kulturen**

Exkretion

Alles Gute aus Pre- und Probiotika

Synbiotika vereinigen die Vorteile von prebiotischen Ballaststoffen und probiotischen Bakterienstämmen. Beide zielen auf gesunde Verhältnisse im Darm und auf das allgemeine Wohlbefinden. Ein weiterer Vorteil: Bei den Milchprodukten wird wahrscheinlich auch deren Effizienz als Kalziumquelle gesteigert.

aber nicht unbedingt darum, dass die prebiotischen Ballaststoffe den exogenen probiotischen Bakterienkulturen als Nahrungsgrundlage dienen. Zunächst übertrifft die endogene Stimulierung der Bifido-Bakterien durch Prebiotika die durch probiotische Lebensmittel von außen zugeführten Keime im Darm zahlenmäßig um ein Vielfaches. Jedoch gibt es auch bei den Prebiotika spezifische Effekte – oder mit anderen Worten: Nicht alle nützlichen Stämme mögen auch Inulin, Oligofruktose oder resistente Stärke. Eine »passende« synbiotische Verstärkung ist daher beispielsweise die Kombination Inulin/Oligofruktose mit probiotischen Bifido-Bakterien.

Functional Foods sind eine neue Generation von gesundheitsfördernden Lebensmitteln, die pre-, pro- und synbiotische Zusätze enthalten können

Eine kritische Betrachtung

Bei der Frage, welche Spielregeln einzuhalten sind, um einen möglichst großen Nutzen für den Konsumenten zu erzielen, sind Probiotika im Vergleich zu den Prebiotika das anfälligere System. Was ist damit gemeint? Um in den Genuss der gesundheitlichen Vorteile von probiotischen Lebendkeimen zu gelangen, müssen eine Reihe von Voraussetzungen erfüllt sein. Wie schwer diese einzuhalten sind, zeigen Ihnen folgende Punkte:

Verzehren Sie probiotische Joghurts immer frisch. Am Ende des Mindesthaltbarkeitsdatums besteht eher die Gefahr, dass die Anzahl probiotischer Lebendkeime abnimmt

- A und O ist die sorgfältige Auswahl des probiotischen Stammes nach wissenschaftlich anerkannten Selektionskriterien (siehe Seite 66 und 69). Dafür ist sowohl das Know-how des Herstellers als auch eine verantwortungsvolle Zusammenarbeit mit Forschungseinrichtungen erforderlich.

- Welche Keimzahl oder welche Menge eines probiotischen Lebensmittels ist für die gesundheitsfördernde Wirkung nötig? Wissenschaftler sprechen bei der Bestimmung der notwendigen Verzehrsmenge von einer Dosis-Wirkung-Beziehung – eine Definition, die allgemein für Medikamente gebraucht wird. Fraglich ist, ob der Nachweis einer therapeutischen Wirksamkeit, etwa bei bestimmten Darmerkrankungen, überhaupt auf eine positive Gesundheitswirkung beim Gesunden schließen lässt und warum die individuell zusammengesetzte Darmflora eines Gesunden überhaupt beeinflusst werden soll. Nicht zuletzt hängt die Festlegung einer günstigen Bakterienmenge auch von weiteren Ernährungsfaktoren, sprich der gesamten Kostzusammensetzung, und von der individuellen Konstitution ab.

- Wie entscheidend die Stabilität der Lebendkeime für den Beitrag zur Darmgesundheit ist, haben Sie bereits an mehreren Stellen gehört. Daraus ergibt sich das Problem, inwieweit die Keime bei der Lagerung der Produkte überlebensfähig sind. Konkret heißt das: Inwiefern weist ein probiotisches Milchprodukt zum Zeitpunkt des Erwerbs beziehungsweise Verzehrs überhaupt eine definierte (ausreichende) Menge an lebenden Keimen auf? Einfluss auf die Keimzahl hat etwa die Säureproduktion selbst, und möglicherweise ändern auch Zucker- und Fruchtzusätze die Vitalität der Keime. Besonders empfindlich sind Bifido-Bakterien, die schon leiden, wenn ihnen der Säuregrad des Joghurts nicht zusagt. Lactobazillen sind anfällig gegenüber falscher Behandlung bei Transport und Lagerung. Wenn es zwischendurch etwas zu warm wird, steigt kurzfristig ihre Wachstumsrate. Im häuslichen Kühlschrank sterben sie dann umso rascher ab. Der Verbraucher kann also nie genau wissen, wie viele der nützlichen Lebendkeime in einem Produkt wirklich vorhanden sind. Sicherlich, wünschenswert wäre eine Garantie relevanter Lebendkeimzahlen im fertigen Produkt bis zum Ablauf der Mindesthaltbarkeit. Folgt man wissenschaftlich ermittelten Zahlen, sollten als Minimum 100 000 probiotische Keime in einem Gramm des Lebensmittels stecken, besser natürlich eine Million und mehr – und zwar bis zum Verzehr. Zuverlässiger im Gehalt als probiotische Joghurts werden hinsichtlich der beschriebenen Unwägbarkeiten standardisierte gefriergetrocknete probiotische Präparate in Kapseln oder als Pulver beurteilt. Natürlich muss der Hersteller auch hier Sorgfalt bei der Auswahl und Menge der probiotischen Keime walten lassen. Entsprechendes gilt für die Herstellung und Lagerung. Lassen Sie sich von einem Arzt, Heilpraktiker, in der Apotheke oder im Reformhaus bei der Wahl des für Sie richtigen Produkts beraten. Dies gilt umso mehr, wenn Darmstörungen oder -erkrankungen therapiert werden sollen.

- Unter Anwendungsgesichtspunkten muss auf den regelmäßigen Verzehr hingewiesen werden. Wer nur gelegentlich zu probiotischen Lebensmitteln greift, kann keinen nachhaltigen Effekt erreichen. Da Milchsäurebakterien nicht lange auf die Darmflora wirken, sollte ein probiotisches Milchprodukt zum Bestandteil unserer täglichen Kost werden. Nichts spricht gegen täglich ein fermentiertes Milchprodukt. Gilt doch schon normaler Joghurt aus dem Kühlregal als bekömmlich und ernährungsphysiologisch wertvoll, so ist die probiotische Variante möglicherweise noch ein bisschen gesünder – wie es einmal salopp formuliert wurde. Da die Hersteller aber immer wieder spezielle Vorzüge herausstellen, bleibt die Frage nach entsprechenden Studien zur Dauer der Wirksamkeit (Langzeitstudien), die weitere Aufschlüsse geben können.

Probiotische Produkte müssen regelmäßig gegessen werden, da sich die lebenden Keime nicht dauerhaft im Darm ansiedeln können

Der Stamm entscheidet

Der gesundheitsfördernde Effekt von probiotischen Kulturen ist, wie bereits angeführt wurde, stets stammspezifisch und muss für jeden Bakterienstamm einzeln nachgewiesen werden. Einige der beschriebenen Wirkungen sind nur an Zellkulturen oder Tieren untersucht.

Auch Wissenschaftler haben noch Fragen

Beim derzeitigen Forschungsstand ist eine gemischte, abwechslungsreiche Ernährung am besten – sinnvoll ergänzt mit Pro- und Prebiotika

Zur ausreichenden Sicherung aller diskutierten positiven Eigenschaften probiotischer Milchsäurebakterien sind vor allem weitere klinische Studien am Menschen erforderlich. Offen ist auch noch die Frage, was sinnvoller ist: eine oder mehrere probiotische Kulturen mit oder ohne Prebiotika? Arbeiten die Keime zusammen oder ist zu befürchten, dass der Anteil einzelner Keimgruppen dann möglicherweise zu gering ist beziehungsweise trotz hoher Gesamtkeimzahl von einem besonders effizienten Stamm nur eine verhältnismäßig kleine Menge vorhanden ist? Von einem häufigen Wechsel verschiedener Produkte mit unterschiedlichen Kulturen und Stämmen wäre dann abzuraten, wenn sich in der Darmflora bestimmte Platzvorteile für den jeweiligen probiotischen Stamm einstellen sollten.

Eine gemischte Ernährung mit verschiedenen milchsauren Produkten bietet allerdings ein ganz unterschiedliches Keimspektrum. Dabei handelt es sich gewissermaßen um einen unspezifischen Beitrag zur Darmflora. Probiotika sollen jedoch gezielt für gesunde Verhältnisse in der Mikrobenbesiedlung sorgen – wobei nicht vergessen werden darf, dass eine bestimmte gesundheitsfördernde Wirkung stets stammspezifisch ist. Schließlich kann nicht jedes nützliche Bakterium alles! Da nicht jeder Stamm die gleichen Eigenschaften aufweist und alle Wirkungen, die den Probiotika gern zugeschrieben werden, auf sich vereinen kann, ist es für einen umfassenden Gesundheitsschutz unter Umständen doch besser, das altbekannte Prinzip Vielseitigkeit walten zu lassen. Es ist sicher, dass probiotische und/oder herkömmliche Sauermilchprodukte am sinnvollsten sind in einer rundum gesunden Ernährung, die den Schwerpunkt auf Getreide, Gemüse, Hülsenfrüchte und Obst setzt. Milchsäurebakterien aus verschiedenen Lebensmitteln – vom unerhitzten Joghurt (auch in seiner probiotischen Variante) über Kefir bis zum Sauerkraut und anderem milchsauren Gemüse – werden durch ballaststoffhaltige Lebensmittel kräftig unterstützt.

Unter bestimmten präventiven und diätetischen Überlegungen können ernährungsfunktionelle Lebensmittel mit ausgesuchten probiotischen Kulturen durchaus zusätzlich dazu beitragen, gezielt positive Effekte in die Ernährung mit einzubeziehen. Ein weiterer Pluspunkt fermentierter Milchprodukte ist ihre Verträglichkeit bei Laktose-Intoleranz (siehe Seite 40). Darüber hinaus versorgen uns diese schmackhaften und leicht verdaulich Lebensmittel – ob probiotisch oder nicht – mit verschiedenen lebensnotwendigen Nährstoffen, unter anderem mit essentiellen Aminosäuren (Eiweißbausteinen), Vitaminen der B-Gruppe sowie Kalzium – letzteres in gut bioverfügbarer Form. Halten wir fest: Was den erhofften und ausgelobten gesundheitlichen Zusatznutzen spezieller probiotischer Produkte betrifft, sollten wir kritisch die Seriosität und ein verantwortungsvolles Marketing der Hersteller hinterfragen. Hersteller, die entsprechende wissenschaftliche Forschungen betreiben oder unterstützen, verdienen Vertrauen. Gerade deshalb dürfen Marketing- und Werbestrategien – unabhängig von den lebensmittelrechtlich eingeschränkten Möglichkeiten – nicht vorschnell, das heißt vor der wissenschaftlichen Absicherung vorgenommen werden.

Lassen Sie sich von einem Arzt, Heilpraktiker, in der Apotheke oder im Reformhaus bei der Wahl des für Sie richtigen Produkts beraten. Dies gilt umso mehr, wenn Darmstörungen oder -erkrankungen therapiert werden sollen

PRE- UND PROBIOTIKA

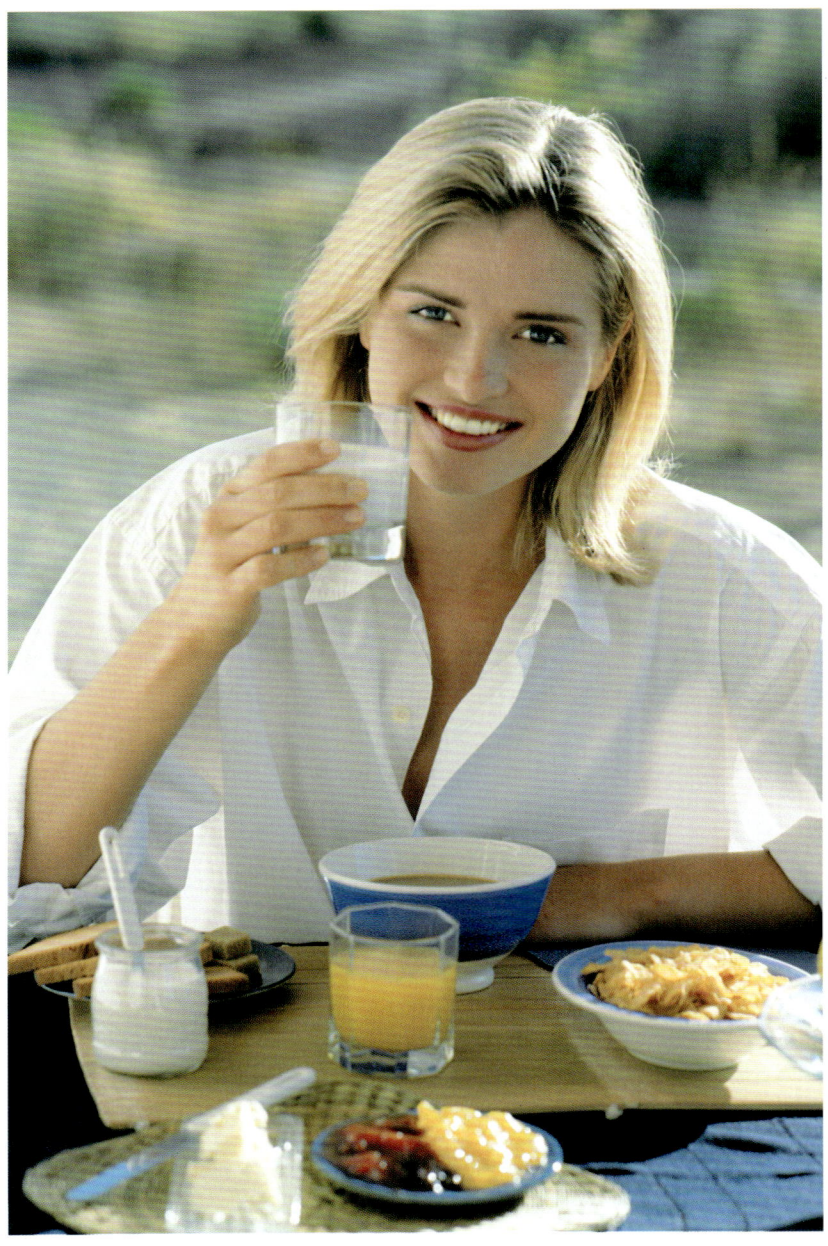

Den Darm gesund und die Abwehr fit halten

Zwischen Darmgesundheit und einem funktionstüchtigen Immunsystem besteht ein enger Zusammenhang. Und beides wird von der Qualität unserer Ernährung mitbestimmt. Welche Lebensmittel Ihnen besonders helfen, Ihren Darm und damit Ihre Körperabwehr gesund und leistungsfähig zu halten, erfahren Sie in diesem Kapitel.

Gibt es eine Immundiät?

Die Zusammenhänge zwischen dem, was wir essen, und der Leistungsfähigkeit des Immunsystems sind mittlerweile gut erforscht. Im Mittelpunkt steht die Darmschleimhaut. Diese nimmt nicht nur die Nahrungsbausteine auf, sondern ist auch mit dem bereits erwähnten darmassoziierten Lymphgewebe, einem wesentlichen Teil des menschlichen Immunsystems, direkt verbunden (siehe auch Seite 17). Die Darmschleimhaut bildet die wichtigste Schranke für anströmende Nährstoffe, aber auch für Bakterien und Fremdstoffe.

Um ein optimales Funktionieren des Immunsystems zu gewährleisten, spielt einerseits ein gesunder Darm eine Rolle. Auf der anderen Seite beeinflussen bestimmte Bestandteile aus der Nahrung das Immungeschehen günstig. Dazu zählen Vitamin C, Carotinoide, Vitamin E, verschiedene B-Vitamine, Eiweißbausteine, mehrfach ungesättigte Fettsäuren, Zink, Eisen, Selen, Ballaststoffe sowie sekundäre Pflanzenstoffe und Substanzen aus fer-

Ein gesunder Darm ist ein wichtiger Eckpfeiler einer Ernährung, die die Immunabwehr unterstützt

Schutzstoffe aus der Apotheke der Natur

Zu den bioaktiven Schutzstoffen im Essen, die dem Darm und den Abwehrkräften gleichermaßen zugute kommen, zählen Ballaststoffe, sekundäre Pflanzeninhaltsstoffe und Substanzen in fermentierten Lebensmitteln – kurzum eine Kost mit reichlich Obst, Gemüse, Kräutern und Vollkorn, ergänzt mit Milchsaurem vom Joghurt bis zum Sauerkraut.

Eine Ernährungsform, die sich an der Ernährungspyramide orientiert, hält den Darm gesund und die körpereigenen Abwehrkräfte fit. Oberstes Gebot ist die Abwechslung

mentierten Lebensmitteln wie die Probiotika. Grundmodell einer gesundheitsfördernden Ernährung ist die Ernährungspyramide, die auf dem breiten Fundament aus Getreideprodukten (am besten Vollkornvarianten), Gemüse, Kartoffeln und Obst steht. In der sich nach oben verjüngenden Pyramide folgen mit entsprechend geringerem Anteil täglich Milch und Milchprodukte sowie im wöchentlichen Wechsel Fleisch, Geflügel, Fisch oder Ei als Eiweißlieferanten eines insgesamt kohlenhydratbetonten Speiseplans. Je weiter man schließlich zur Spitze kommt, desto sparsamer sollten wir mit diesen Lebensmitteln umgehen. Süßes und Fettes stellen die Komponenten, die wir nur mit Augenmaß verzehren sollten.

Spezielle Fitmacher für Darm und Immunsystem

Milchsaures tut gut. Milchsäure sorgt nicht nur dafür, dass Lebensmittel nicht so schnell verderben und ihren typischen frischen, pikant-säuerlichen Geschmack entwickeln. Milchsäureprodukte gelten als darmfreundlich und können, so wissenschaftliche Ergebnisse, bestimmten Erkrankungen vorbeugen. Die bekanntesten fermentierten Lebensmittel, gewissermaßen zwischen Markt und Apotheke, sind Sauerkraut und Joghurt. Obwohl probiotische Joghurts gerade Hochkonjunktur haben, muss es an dieser Stelle einmal deutlich gesagt werden: Auch die Milchsäurebakterien aus milchsaurem Gemüse sind eine Wohltat für unsere Darmflora.

Milchsaure Gemüse werden fast überall auf der Welt gegessen. Deutsche und Elsässer schätzen ihr Sauerkraut, während in Korea Kim Chi, milchsauer eingelegter Chinakohl und Rettich, bevorzugt wird. Ob hausgemachte Salzgurken, Frischkostsauerkraut – auch in der L(+)-Variante gäraktiv – oder Oliven – milchsaure Gemüse kauft man am besten frisch vom Fass. Nur

Milchsauer vergorene Lebensmittel wie Sauerkraut, Salzgurken oder Oliven kauft man am besten frisch aus dem Fass, etwa auf dem Wochenmarkt

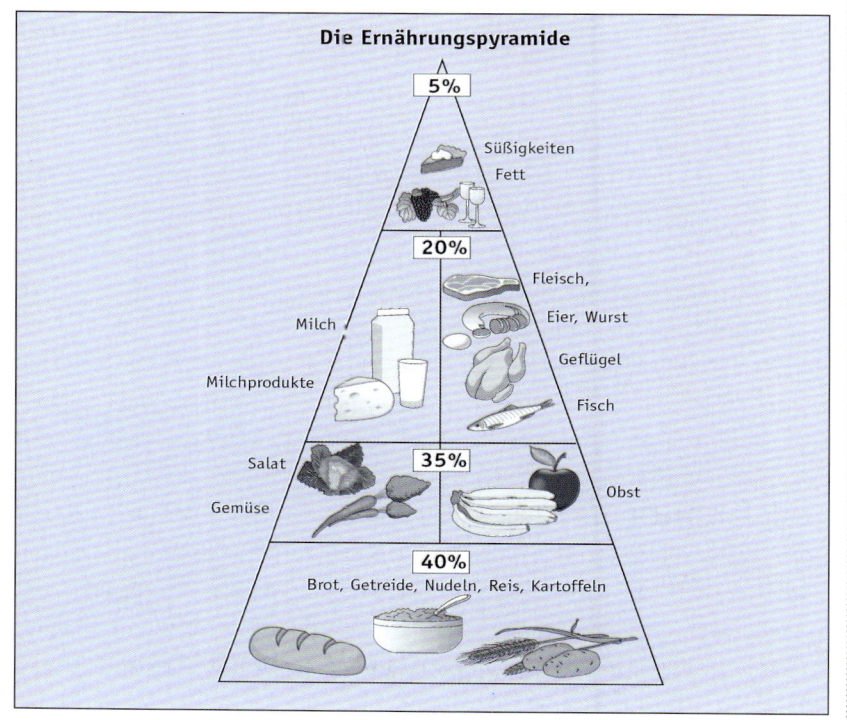

Die Ernährungspyramide

5%

Süßigkeiten
Fett

20%

Fleisch,
Eier, Wurst
Geflügel
Fisch

Milch
Milchprodukte

35%

Salat
Gemüse

Obst

40%

Brot, Getreide, Nudeln, Reis, Kartoffeln

PRE- UND PROBIOTIKA

so kann man sichergehen, dass noch reichlich lebende Milchsäurebakterien, das spezielle Gesundheitsplus dieser Lebensmittel, enthalten sind. Ein Kompromiss ist schonend pasteurisiertes Sauerkraut in Dosen und Gläsern.

Stichwort Sauerkraut

Sauerkraut besticht durch seine Nährstoffdichte an Vitaminen und Mineralien – und durch seine Milchsäurebakterien, die der Darmflora zugute kommen

Rund 80 Prozent der deutschen Weißkohlernte werden unter Verwendung von Speisesalz zu Sauerkraut verarbeitet. Der gehobelte Weißkohl wird eingesalzen und in Gärbottiche eingestampft.

Die weitere Arbeit übernehmen verschiedene Mikroorganismen. Nach einigen Tagen überwiegen die Milchsäurebakterien, und es entwickelt sich Milchsäure, die die harten Kohlblätter mürbe und leichter verdaulich macht sowie dem Sauerkraut sein säuerlich-würziges Aroma verleiht.

Mit Recht wird das Sauerkraut als eines der wertvollsten Wintergemüse bezeichnet. Es hat eine günstige Nährstoffdichte an

Tipp: Ein abwehrstarkes Rohkostrezept

Setzen Sie regelmäßig rohes milchsaures Gemüse auf den Speisezettel, da beim Kochen die wertvollen Milchsäurebakterien abgetötet werden. Eine Delikatesse ist frisches Sauerkraut (nach persönlicher Verträglichkeit pro Portion etwa 100 Gramm), mit frischer Ananas, frischen Orangen oder Äpfeln und Möhren verfeinert und pikant gewürzt. Diese Rohkost ist eine ausgezeichnete natürliche Vitamin-C-Quelle in Kombination mit darmwirksamen Ballaststoffen und Milchsäurebakterien. Am besten zweimal wöchentlich. Das Sauerkraut darf keinesfalls gewaschen werden, weil damit der wertvolle Saft, in dem die Nähr- und Wirkstoffe gelöst sind, verloren geht.

Vitamin C, Kalzium, Kalium, Eisen und einigen B-Vitaminen. Sein Gehalt an Ballaststoffen, Milchsäure und Milchsäurebakterien bedingt den günstigen Einfluss auf den Darm. Im Bereich naturgemäßer Gesundheitspflege und im Heilwesen schreibt man dem Frischkostsauerkraut einen regelrecht anregenden und darmreinigenden sowie die Bakterienflora im Darm regenerierenden Effekt zu. Unsere Großmütter ahnten schon, warum sie regelmäßig Sauerkraut auf den Speiseplan setzten. Sauerkraut ist die ideale Schnell-Rohkostspeise. Gedünstet eignet es sich als Beilage zu herzhaften Gerichten und behält einen großen Teil seiner gesundheitsfördernden Eigenschaften.

Milchsauer, erfrischend und spritzig: Milch und Milchprodukte

Milch und Milchprodukte sind voll guter Inhaltsstoffe, und nicht umsonst heißt es: »Milch ist mehr als ein Getränk.« Milch ist ein schmackhafter Fitness-Cocktail mit hohem Gehalt an aufbauendem Eiweiß und Kalzium sowie Vitamin B_2, das für den Energiestoffwechsel und das Wachstum wichtig ist. Weitere lebenswichtige Milchnährstoffe sind Phosphat, Magnesium, viele Spurenelemente, unter anderem Zink, praktisch alle Faktoren der Vitamin-B-Gruppe sowie im Fall von Vollmilch auch die fettlöslichen Vitamine A und D. Die einzigartige Nährstoffpalette der Milch baut auf, hält fit und leistet einen wichtigen Beitrag zur Gesundheit.

Aus der Milch wird eine Gruppe von erfrischenden Produkten gewonnen: die gesäuerten Milchprodukte. Die Milchsäurebildung erfolgt durch Milchsäurebakterien aus dem Milchzucker. Dadurch wird der Säuregrad gesteigert, das Eiweiß der Milch gerinnt. Nach diesen Reaktionen – Fachleute sprechen von Säu-

Gesäuerte Milchprodukte sind nicht nur besser verträglich, in einer Studie konnte auch eine verbesserte Kalziumaufnahme festgestellt werden

Milchnährstoffe auf einen Blick

Eiweiß: Aufbaustoff für alle Zellen, Enzyme und bestimmte Hormone
Kalzium: Knochen- und Zahnbaustein
Vitamin-B-Gruppe: Nerven- und Energievitamine
Magnesium und Phosphat: Hochleistungs- und Aufbauelemente
Vitamin A: für die Sehfunktion, eine gesunde Haut und gute Abwehrkräfte
Vitamin D: für den Kalziumstoffwechsel und die Knochenbildung
Zink: für den Eiweißstoffwechsel, die Haut und Abwehrkräfte

redenaturierung – ist das Milchprotein leichter verdaulich, das heißt für die eiweißspaltenden Enzyme besser zugänglich. Außerdem sorgt die Laktaseaktivität der Milchsäurebakterien (siehe Seite 42) für einen weiteren Abbau des Milchzuckers im Darm.

Von Milch über Sauermilch zum Joghurt

Durch Selektion bestimmter Bakterienstämme versuchen die Hersteller von Sauermilchprodukten, deren darmgesunden Effekt zu optimieren

Werden der Milch Kulturen von Milchsäurebakterien zugesetzt, entsteht durch die Gerinnung von Milcheiweiß Sauermilch. Diese ist entweder flüssig-sämig und dann gut trinkbar (auch als »Schwedenmilch« bezeichnet) oder eingedickt und stichfest. Wir kennen sie unter der Bezeichnung »Dickmilch«.
Weltweit steht die Produktion von Joghurt an der Spitze aller Sauermilcherzeugnisse. Joghurt wird aus Milch unterschiedlichen Fettgehalts durch die Zugabe der klassischen Milchsäurebakterienkulturen (Lactobacillus bulgaricus und Streptococcus thermophilus) gewonnen. Auch hier führt die Gerinnung des Milchproteins zur typischen Joghurtkonsistenz. Die Bakterienkulturen werden der unmittelbar vor der Fermentation pasteu-

risierten Milch zugesetzt. Nach etwa 2,5 bis vier Stunden wird in Wärmekammern bei zirka 42 °C aus der Milch die bekannte säuerliche Spezialität. Nach Kühllagerung erreichen die gesäuerten Milchfrischprodukte dann den Verbraucher.

Wegen seiner aktiven Bakterienkulturen muss Joghurt kühl gelagert werden und hat, was optimale Frische und Qualität angeht, nur eine begrenzte Haltbarkeit. Um die Haltbarkeit zu verlängern, kann das Produkt nach der Fermentierung nochmals erhitzt werden. Wärmebehandelter (erhitzter) Joghurt kann dann auch außerhalb des Kühlregals aufbewahrt werden. Mikrobiologisch gesehen entsteht durch diesen Prozess allerdings ein völlig anderes Produkt. Denn obwohl Nährwert und Geschmack vergleichbar sind, sind erhitzte Bakterienkulturen als Quelle für vitale Milchsäurebakterienstämme wirkungslos. Neben den klassischen Joghurtbakterien werden für die so genannten milden Joghurterzeugnisse, die einen höheren L(+)-Milchsäuregehalt aufweisen, auch andere Kulturen, insbesondere Lactobacillus acidophilus und Bifidobakterium bifidum, eingesetzt. Diese sind unter der Bezeichnung »Bioghurt« und »Biogarde« im Handel. Auch die Sanoghurtbakterien gehören zu den Milchsäurekultu-

Die Milchsäure und Eiweißabbauprodukte tragen wesentlich zur typischen Geschmacksbildung von Joghurt, Dickmilch und Kefir bei

Joghurt, der wärmeempfindliche

Gesäuerte Milchprodukte sind weltweit wichtige Bestandteile einer gesunden Ernährung. Sie werden nicht zuletzt auf Grund ihrer guten Bekömmlichkeit und typischen geschmacklichen Eigenschaften, die von der Milchsäure und den Eiweißabbauprodukten hertragen, hoch geschätzt. Achten Sie aber auf Qualität: In wärmebehandelten Joghurts sind die wertvollen Milchsäurebakterien »hitzegeschädigt«. Bei einer Erhitzung über 50 °C ist der Hinweis »wärmebehandelt« erforderlich.

Neben dem angenehm säuerlichen Geschmack zeichnet sich Kefir durch seinen spritzigen, erfrischenden Charakter aus

ren, die überwiegend L(+)-Milchsäure produzieren und den Aufbau der Darmflora unterstützen.

Bakterienstämme dieser Art können zu einem bestimmten Anteil in vitaler Form die unteren Darmabschnitte erreichen, zumal Joghurt eine hohe Pufferkapazität gegenüber der Magensäure besitzt. Vorausgesetzt sie werden nicht erhitzt, können Sauermilchprodukte mit diesen Kulturen sich bereits wohltuend und gesundheitsfördernd auf die Vorgänge im Darm auswirken. Im Unterschied zu den herkömmlichen Milchsäurebakterien werden die neuen probiotischen Kulturen derzeit systematischer und eingehender erforscht. Das heißt nun nicht, dass nicht auch milde Joghurts, Dickmilch, Kefir und Frischkostsauerkraut besondere Gesundheitsvorteile aufweisen. Nachweise für ihre gesundheitsfördernde Wirkung könnten jedoch nur durch entsprechende Forschungen erbracht werden.

Beim Kefir erfolgt die Fermentation der Milch durch Zusatz von Kefirkulturen. Kefir bildet typische Kefirknöllchen (Kefir-Pilz). Dabei handelt es sich um ein Gemisch von Hefen und Milchsäurebakterien. Neben der Milchsäuerung findet auch eine alkoholische Gärung statt. So entsteht ein leicht alkoholhaltiges (0,5 bis zwei Prozent) und kohlensäurehaltiges Sauermilchgetränk. Die Kohlensäure wölbt mit steigender Reife den Deckel auf. Das ist also kein Zeichen für den Verderb, sondern dafür, dass es sich beim Kefir um ein »lebendiges« Produkt handelt. An der Kefirfermentation sind auch Lactobazillen, unter anderem der probiotische Lactobacillus casei, beteiligt.

Von der Molkenkur zum modernen Fitnessgetränk

Molke entsteht entweder bei der Quarkherstellung (Sauermolke) oder wenn aus Milch Casein und Fett zur Käseherstellung entfernt werden (Süßmolke). Molke ist äußerst reich an Mineralstoffen und enthält ein biologisch hochwertiges Eiweiß. Der hohe Milchzuckergehalt fördert die Verdauung. Nicht zuletzt aus diesem Grund werden Molkekuren seit über 300 Jahren bei Stoffwechselstörungen und Übergewicht empfohlen. Bei einer kurmäßigen Anwendung trinkt man einen bis eineinhalb Liter Molke in fünf bis sieben Portionen auf den Tag verteilt, ergänzt durch Säfte, Wasser und ungezuckerte Kräutertees.

Bestimmte Eiweißverbindungen in der Molke gelten nach heutigem Erkenntnisstand als ausgesprochene Fitmacher für das Immunsystem. Neben gebrauchsfertigen Molkegetränken mit Fruchtsäften gibt es seit kurzem haltbare Molkegetränkepulver mit Zusätzen probiotischer Bifido-Bakterien. Diese vereinen die bekannten Vorteile der klassischen Molke mit dem Gesundheitsplus aktiver probiotischer Keime.

Molke ist ein uraltes Kurmittel. Mittlerweile werden mit probiotischen Bakterien angereicherte Molkegetränke angeboten

Milchsaures zum Trinken – nicht nur aus Milch

Bei milchsauren Lebensmitteln denkt man automatisch an Joghurt und Sauerkraut. Wegen des hohen Nährwerts von Vollkorngetreide kommt aber auch den milchsauren Produkten aus dieser Lebensmittelgruppe eine besondere Bedeutung zu. So knüpft der Brottrunk an die alte Tradition der Herstellung milchsaurer Getränke aus Getreide beziehungsweise Brot an. Ein solches Produkt ist Kwass, das Nationalgetränk in Russland und Estland. Bei der Kwass-Herstellung werden milchsaure und alkoholische Gärung miteinander kombiniert, so dass Kwass immer einen geringen Alkoholanteil aufweist. Brottrunk, wie er hierzulande in Bäckereien angeboten wird, wird dagegen durch reine Milchsäuregärung aus Vollkornbrot, das wiederum über eine Natursauerteigführung hergestellt wird, in einem weiteren Fermen-

Für die Herstellung von milchsauer vergorenen Gemüsesäften wird Gemüse aus ökologischem Anbau bevorzugt

tationsprozess gewonnen. Im Reformwarensortiment spielen schließlich milchsauer vergorene Gemüsesäfte – so genannte Gemüsemoste – eine große Rolle. Die reinen Presssäfte aus Rote Bete, Karotte, Sellerie oder Tomate werden mit einer speziellen Milchsäurebakterienkultur milchsauer vergoren, wobei sich die physiologische L(+)-Milchsäure (siehe Seite 37) bildet. Dieser biologische Gärprozess wertet die Gemüsesäfte dahingehend auf, dass neben ihrem natürlichen Reichtum an Mineralstoffen und so genannten bioaktiven Pflanzenstoffen (unter anderem Carotinoiden) zusätzlich L(+)-Milchsäure sowie weitere Wirk-, Geschmacks- und Aromastoffe entstehen. Die milchsauer vergorenen Gemüsesäfte haben einen erfrischenden, leicht säuerlichen und angenehm aromatischen Geschmack. Weiterer Vorteil des Gärprozesses: Durch die bakterienabtötende Milchsäure können die Gemüsemoste bei niedriger Temperatur durch Pasteurisieren schonend haltbar gemacht werden. Der bekannteste Gemüsemost ist sicherlich der Saft vom milchsauer vergorenen Weißkohl, sprich der Sauerkrautsaft.

Kombucha – Wundergetränk aus dem alten China

Die Zutaten dieses Gärgetränks sind einfach: Tee, Zucker und der Kombuchapilz. Selbstverständlich kann man das belebende Naturgetränk selbst herstellen. Im Handel werden aber auch Kombucha-Getränke angeboten, die – laut Werbeaussagen – einen besonderen Gehalt an Enzymen und wertvollen Lactobazillen aufweisen. Doch auch hier gilt: Auf Grund der unterschiedlichen Herstellungsverfahren können über die genaue Zusammensetzung der Bakterien, ihre Aktivität und die Qualität dieser Trend- und Wellnessgetränke keine verallgemeinernden Aussagen gemacht werden.

Probiotische Lebensmittel – (k)eine neue Kategorie von Lebensmitteln

Die Palette an probiotischen Lebensmitteln wie Joghurts, Milchdrinks, Quark, Fruchttrunk, Molkenpulver wird immer größer. Ähnlicher Beliebtheit erfreuen sich prebiotische Ballaststoffe, mit denen Brot, Frühstückscerealien und probiotische Milchprodukte angereichert werden.

Während die einen so genannte probiotische Milchprodukte als Wegbereiter für den Functional-Food-Markt sehen, wird von einigen Herstellern darauf verwiesen, dass allein die gezielte Erforschung der gesundheitsfördernden Bakterien in diesen Produkten neu sei. In der Natur vorkommende Milchsäurebakterien werden nämlich schon seit alters her zur Fermentation von verderblichen Rohstoffen wie Milch benutzt. Im Gegensatz zu diesem alten Wissen werde jetzt daran gearbeitet, den Keimeinsatz für die Gesundheit besser zu nutzen. Erst der spezielle Einsatz dieser Bakterien zur Haltbarmachung, Geschmacksgebung und gezielten Gesundheitsförderung habe tatsächlich zu einer Neuheit bei den Milchprodukten geführt.

Ein vollmundiger Anspruch verlangt nach entsprechender Beweisführung. Ein Umkehrschluss dieser Argumentation ist, dass die Auswahl der Bakterienstämme mit dem Ziel, eine gesundheitsfördernde Wirkung zu erzielen, durchaus einer Eigenschaft entspricht, die für Functional Foods typisch ist. Dies gilt auch, wenn die aktuelle Definition von Probiotika wie Überlebensrate bei der Magen-Darm-Passage und spezielles Anhaftungsvermögen an die Darmzellen zu Grunde gelegt wird (siehe Seite 71). Das biologisch und physiologisch durchaus plausible Konzept der Probiotika wird mittlerweile auch auf andere Lebensmittelgruppen (Müsli, Säfte) übertragen und durch die prebiotischen Ballaststoffe zu einem synbiotischen »Doppel« ver-

> Bei den probiotischen Lebensmitteln handelt es sich genau genommen um keine Neuheit. Sie werden als Wegbereiter für den Functional-Food-Markt gesehen

stärkt. Da der Einsatz von prebiotischen Ballaststoffen wie Inulin und Oligofruktose auch die Kalziumaufnahme aus Milchprodukten verbessern soll, eröffnen sich zusätzliche Perspektiven.

Functional Foods: Gesundheitliches Plus mit Genuss

Der moderne ernährungsbewusste Verbraucher möchte möglichst genussvoll essen und dabei noch etwas für seine Gesundheit tun

Functional Foods schließen zunehmend die Lücke zwischen begründetem Wunsch und Wirklichkeit bei der gesunden Ernährung und können zu einer ausgewogenen Ernährung auf einem höheren Niveau beitragen. Sie sind allerdings nicht Ersatz für eine gesunde Lebensweise, sondern ein Beitrag zur gezielten Versorgung mit gesundheitsfördernden Nahrungsbestandteilen unter Einbeziehung persönlicher Ernährungsbedingungen und -bedürfnisse. Vor dem Hintergrund, dass bestimmte präventive Empfehlungen der Ernährungswissenschaftler wie täglich fünf Portionen Obst und Gemüse sowie zweimal wöchentlich Seefisch zu essen, nicht oder noch nicht in genügendem Umfang umgesetzt werden, können Functional Foods den Speiseplan sinnvoll aufwerten. Als Functional Foods eignen sich vor allem solche Lebensmittel, die ohnehin Bestandteil einer gesunden und ausgewogenen Ernährung sind beziehungsweise sein sollten. Dazu zählen vor allem Milch- und Getreideprodukte. Für die Gesundheit insgesamt sind aber niemals einzelne Nahrungsbestandteile allein ausschlaggebend, sondern die Gesamtheit eines abwechslungsreichen, vielseitigen Speiseplans. Eine ausgewogene Ernährung mit den »üblichen« Lebensmitteln sollte stets die Basis für gesundheitsbewusstes Essen und Trinken sein.

Literatur

AID Verbraucher-Dienst informiert, Heft 1231 (1990): *Essen geht durch den Magen.*

AID Spezial: *Probiotische Milchprodukte*, Bonn.

Behr-Völtzer; C.; Hamm, M.; Dammann, H. G.: *Wohlfühl-Ernährung für Magen und Darm*, Köln 1993.

Biesalski, H. K. et al.: *Ernährungsmedizin*, Stuttgart 1999.

Blaut, M.: *Mikrobenjagd im menschlichen Darm/ Auf der Spur gefährlicher Darmerkrankungen*, DIFE Presseinformation 13/1998, 3–4.

Bohlmann, F.: *Sauer macht gesund*, München 1999.

Danone (Hrsg.): *Immunity and Probiotics*, Paris 1999.

Danone (Hrsg.): *Symposium Fermented Food, Fermentation and intestinal Flora Yoghurt: Eight years of active research for health*, Barcelona 22. u. 23. April 1999.

Deutsche Gesellschaft für Ernährung (Hrsg.): spezial 1/96 *Neue Milchprodukte versprechen Gesundheitsförderung und Wohlbefinden.*

Eichinger, R. u. M.: *Probiotics: Die neuen Super-Bakterien für mehr Fitness und Wohlbefinden*, Stuttgart 1999.

Elmadfa, I.; Leitzmann, C.: *Ernährung des Menschen*, Stuttgart 1998, 3. Auflage.

Fuller, R.: Probiotics – *The scientific basis*, London 1992.

Gergely, S.: *Diät – aber wie?* München 1984.

Goldberg, I.: Functional Foods, New York 1994.

Jacobasch, G.; Schmiedl, D.; Schmehl, K.: *Darmkrebsprävention durch resistente Stärke?* In: Ernährungs-Umschau 44 (1997) Heft 10, 369–373.

Kasper, H.: *Ernährungsmedizin und Diäetik*, München 1996, 8. Auflage.

Kasper, H.: *Lebendkeime in fermentierten Milchprodukten – ihre Bedeutung für die Prophylaxe und Therapie.* In: Ernährungsumschau 43 (1996) Heft 2.

Kunz, B.: *Grundriss der Lebensmittel-Mikrobiologie*, Hamburg 1988.

Ladiges, M.: *Probiotika – Sinnvolle Prävention und Therapie? – diskutiert am Beispiel probiotischer Joghurts.* Diplomarbeit FH Hamburg 1997.

Lange, E.: *Bakterien für die Gesundheit Probiotics*, München 1997.

Mann, E.; Küsthardt, H. H.: *Warenkunde für den Fachkaufmann im Diät- und Reformhaus*, Bad Homburg 1983.

Nestlé (Hrsg.): *Probiotische Milchprodukte. Eine Darstellung wissenschaftlicher Zusammenhänge*, Frankfurt o. J.

Nestlé (Hrsg.): LC 1 *Wissenschaftliche Grundlagen*, Frankfurt o. J.

N. N.: *Getreidesäure – der lebendige Milchsäuregipfel*, o. J.

Orafti (Hrsg.): *Raftilose – Raftiline Product Book*, Tiemen, Belgien 1998.

Pool-Zobel, B.: *Welche gesundheitsfördernde Wirkung haben probiotische Milchsäurebakterien? Kritische Diskussion am Beispiel ihrer möglichen Rolle bei der Krebsprävention.* Gemeinsame Pressekonferenz aid/DGE am 9.11.1995 in Frankfurt.

Rauch, E.: *Die Darmreinigung nach Dr. med. F. X. Mayr*, Heidelberg 1978, 25. Auflage.

Roberfroid, M. B. et al.: *Colonic microflora: Nutrition and Health.* In: Nutrition Reviews 53, 1995.

Schönborn, H.: *Lebensmittel mit besonderer gesundheitsfördernder Wirkung.* II. Fresenius-Food-Kongreß, Mainz 1999.

Schrezenmeir, J.; de Vrese, M.: *Probiotika. Behr's Seminare*, Hamburg 1999.

Sonnenborn, U.; Greinwald, R.: *Beziehung zwischen Wirtorganismus und Darmflora*, Sttugart 1991.

test 7/98 (Bakterien im Trend).

Trenev, N.: *Probiotics*, New York 1998.

Watzl, B.; Leitzmann, C.: *Bioaktive Substanzen in Lebensmitteln*, Stuttgart 1995.

Yakult (Hrsg.): *Darmflora und Gesundheit 1. Ein Blick nach innen*, Yakult Nederland B.V. 1995.

Der Autor:
Prof. Dr. Michael Hamm ist Ernährungswissenschaftler und Dozent an der
Fachhochschule Hamburg, Autor zahlreicher Ernährungsratgeber und Berater
verschiedener Zeitschriften (u. a. »Fit for fun«) für aktuelle Ernährungsthemen.

Bildnachweis:
P. Bourrier 4, 12, 26, 82
IFA Bilderteam/Vision 65
Mosaik Verlag/Brauner 43, 53; -/Feuz 36;
-/Goldmann 92; -/Newedel 48; -/Studio A63 19
PhotoDisc Inc. 61
T. Stone Bilderwelten/Weinberg 29

Umwelthinweis:
Dieses Buch und der Einband wurden auf chlorfrei gebleichtem Papier
gedruckt. Die Einschrumpffolie – zum Schutz vor Verschmutzung – ist aus
umweltverträglichem und recyclingfähigem PE-Material.

Ungekürzte Lizenzausgabe
der RM Buch und Medien Vertrieb GmbH
und der angeschlossenen Buchgemeinschaften
© 2000 Mosaik Verlag München
in der Verlagsgruppe Bertelsmann GmbH
Redaktion: Ulrike Erbertseder
Textbearbeitung: Christina Hackner
Bildakquisition: Elisabeth Franz
Einbandgestaltung: init, Bielefeld
Satz: Buch-Werkstatt, Bad Aibling
Druck: Alcione, Trento
Bindung: Ecoprint, Lavis-Trento
Printed in Italy 2000
Buch-Nr. 05213 4